LA REVOLUCIONARIA DIETA DE LA ZONA

Barry Sears

La revolucionaria dieta de la Zona

El estilo de vida que ha permitido
a millones de personas alcanzar su peso ideal
y combatir enfermedades crónicas

EDICIONES URANO

Argentina - Chile - Colombia - España
Estados Unidos - México - Uruguay - Venezuela

Título original: *Mastering the Zone*
Editor original: ReganBooks (HarperCollins Publ.), Nueva York
Traducción: Monserrat Gurguí
Revisión técnica: Laura Jiménez

ISBN: 84-7953-577-6
Depósito legal: B-9.073-2005

Fotocomposición: Autoedició FD - Muntaner, 217 - 08036 Barcelona
Impreso por I. G. Puresa, S. A. - Girona, 206 - 08203 Sabadell (Barcelona)

Impreso en España - *Printed in Spain*

Índice

Agradecimientos

No hay ningún libro que se escriba solo y éste no es una excepción. Primero y por encima de todo, quiero dar las gracias a los miles de personas que han utilizado los principios de la Zona durante los últimos años. Su aportación ha sido esencial para mejorar el programa mediante la identificación de escollos ocultos y la introducción de atajos para que el acceso a la Zona sea más fácil de lo que lo ha sido hasta ahora. También debo agradecer la paciencia y el apoyo de mi familia, en especial el de mi esposa, Lynn Sears, cuya colaboración ha sido esencial en la revisión de esta obra. Lo mismo que a mi hermano, Doug, socio y colaborador mío durante los últimos catorce años, mientras se desarrollaba la tecnología dietética que es el núcleo del que ha surgido la Zona. Sin su ayuda, este concepto tal vez nunca hubiera visto la luz. También quiero agradecer especialmente el trabajo de mi empleada número uno, mi madre, que por fin se ha retirado después de veinte años de estar en la brecha. Mi hermano y ella son los que me ayudaron a que muchas de mis primeras elaboraciones tomaran una forma real. Asimismo, quiero darles las gracias a Sherry Sontag y a Jill Sullivan por sus valiosos comentarios editoriales.

Las recetas de la presente edición española de la Zona son obra de Arantxa Escurrida, diplomada en Dietética y Alimentación Humana por la Universidad de Navarra. Certificada como experta en la Dieta de la Zona, lleva poniendo en práctica sus conocimientos en España desde hace tres años, en su consulta de San Sebastián. En la elaboración de estas recetas ha aportado una visión única de la Dieta de la Zona adaptada a la gastronomía española, ideando comidas de un sabor excelente.

Sería una falta imperdonable por mi parte no agradecer a Michael y Mary Dan Eades sus fructíferas y perspicaces discusiones, durante estos últimos años, sobre el concepto de hiperinsulinemia, y el tratamiento de este problema en el ámbito clínico. Estas discusiones me han sido de gran ayuda a la hora de depurar mis conceptos dietéticos sobre el control de los eicosanoides. Y lo más importante de todo es la amistad que ha surgido entre nosotros a raíz de todo esto.

También quisiera expresarle mi más sincero agradecimiento a Todd Silverstein por sus valiosos consejos editoriales y su apoyo, así como al resto del equipo de ReganBooks y HarperCollins por su valiosísimo trabajo en este proyecto.

Finalmente, quiero darle las gracias a mi editora Judith Regan por su fe en la Zona y por el constante apoyo que me ha prestado en la difusión de este concepto entre el público.

DR. BARRY SEARS

Nota: La revisión técnica de la presente edición española se debe a Laura Jiménez Mateo, farmacéutica especialista en la Dieta de la Zona.

Prefacio

Yo esperaba que al escribir *Dieta para estar en la Zona*,* daría el primer paso en el descubrimiento de la piedra de Roseta de la nutrición, sobre cómo los alimentos afectan a la respuesta hormonal. Además, esperaba obtener con ello un resumen de mi trabajo que les resultara fácil de leer tanto a los otros investigadores como al público en general, que es muy poco lo que sabe de esas hormonas aparentemente místicas y casi mágicas conocidas como eicosanoides y que, en último término, controlan nuestra vida. La verdad es que nunca creí que la *Dieta para estar en la Zona* se vendería tan bien. En ese aspecto estoy agradecido, pero todavía me siento abrumado por ello. Sin embargo, a pesar de todo, me he dado cuenta de que a muchos de los que lo han leído aún les resulta difícil aplicar los conceptos de la Zona a la vida cotidiana. Espero que *La revolucionaria dieta de la Zona* elimine muchos de esos obstáculos, ya que, de hecho, la dieta de la Zona es muy sencilla de seguir a lo largo de toda una vida. *La revolucionaria dieta de la Zona* es una recopilación de los consejos que he dado durante estos años sobre lo fácil que resulta integrar los principios de la Zona a la vida de cada uno, tanto si se es una persona con problemas cardiovasculares, un atleta de elite o alguien que se encuentra entre esos dos extremos.

Como es obvio, en este intento de comprender la Zona me impulsó un fuerte motivo personal: mi propia salud. Con un historial familiar de muerte precoz por enfermedades cardíacas, sabía que no podía cambiar mis genes, pero tal vez sí la manera que tenían de expresarse a través de la manipulación de los niveles de eicosanoides en mi cuerpo. A decir verdad, decidí jugarme la vida en la Zona.

Ahora que tengo cuarenta y nueve años, la cuestión es, ¿cómo estoy? Todos los indicadores cardiovasculares dicen que tengo el corazón

* Publicado por Ediciones Urano, Barcelona, 1996.

11

de una persona de veinticinco años. Y lo que es más importante, creo que he descubierto un camino fundamental para gozar de una supersalud, que a todo el mundo le resulta fácil de seguir. ¿Qué es la supersalud? En esencia, es hacer todo lo que esté en nuestras manos para tener la mayor calidad de vida que nos sea posible y, en el proceso, empezar a disociar la edad biológica de la edad cronológica.

Personas cuyas ideas me guiaron en el camino...

Jim Billings, doctor en medicina, al que conocí como integrante del Instituto de Investigación sobre Medicina Preventiva y que después se convirtió en un valioso amigo, me traspasó sus conocimientos sobre la interrelación entre espiritualidad y salud. Sus criterios me han aportado una gran profundidad e inspiración. Carl Greenberg, M. S., de la Universidad de Washington en Spokane, que me guió en la comprensión de la teoría de los sistemas familiares, y Jane Rachel Kaplan, doctora en medicina, especialista en trastornos de la alimentación en Albany, California, quien me asesoró en la teoría del desarrollo sobre la cual se basa gran parte del método. John Gray, doctor en medicina que, en muchos aspectos, aumentó el valor de esta obra al hacerme comprender la importancia que tiene pedir ayuda a otros y, en un sentido más amplio, al dar credibilidad al formidable poder de unas ideas aparentemente muy simples. Dean Ornish, doctor en medicina y su innovador programa en el retroceso de las enfermedades cardíacas, el cual me ayudó a comprender la relación entre el cuerpo y la mente.

Mi agente, Robert Tabian, que me guió de manera sabia y paciente a la hora de elaborar mi propuesta y que desde entonces ha sido una fuente constante de apoyo. Judith Regan, a cargo de la edición de este libro, que no sólo comprendió y se entusiasmó de inmediato con este método, sino que asumió un apasionado compromiso para hacer llegar estas ideas a todas las personas para quienes la comida o el peso hayan supuesto un problema.

Las personas que investigaron científicamente este método...

Aunque *The Music Man* del profesor Harold Hill utilizaba con éxito el «método de pensar», al desarrollar este trabajo tuvimos la suerte de poder construir un marco teórico basado en la investigación. Por la investigación sobre el método y el trabajo relacionado con ella, quiero darle las gracias a las siguientes personas: John Foreyt, doctor en medicina, y Ken Goodrick, doctor en medicina del Baylor Medical College, Mary S. Croughan-Minihane, doctora en medicina, Larry L. Dickey, doctor en medicina, Lee Ann Slinkard, M.S., y Diana Petitti, doctora en medicina, los cuales trabajan en la actualidad o han trabajado en la Universidad de California en San Francisco; Patricia Crawford, doctora en medicina, y Zack Sabry, doctor en medicina, de la Universidad de California en Berkeley; Elizabeth Brannon, M.S. del Buró de Salud Infantil y de la Madre del Departamento de Salud y Servicios Humanos de Estados Unidos, y George Schreiber, doctor en medicina de Westat.

Los estudios de otras personas, sobre todo los de Kelly Brownell, doctor en medicina de la Universidad de Yale, William Dietz, doctor en medicina y en filosofía del Centro Médico de Nueva Inglaterra; Leonard Epstein, doctor en medicina de la Universidad Estatal de Nueva York en Buffalo, y por supuesto la de Hilde Bruch, doctora en medicina, Dorothy Bauman, y Salvador Minuchin, doctor en medicina, han sido fundamentales a la hora de basar este método en la ciencia.

Nota

Este libro no pretende remplazar ni sustituir el consejo de un médico. Si estás enfermo o sospechas que puedes estarlo, consúltale a él. Si estás tomando una medicación por prescripción facultativa, no cambies nunca de dieta (ni para mejor ni para peor) sin comunicárselo antes a un profesional en la materia, ya que cualquier cambio dietético afectará al metabolismo del medicamento que se te haya recetado.

La prevención ha sido siempre la mejor medicina. Sin embargo, la prevención sólo puede emprenderla el individuo, e incluye comer bien. Ésta es la base de un estilo de vida saludable. Y como comer es algo que todos necesitamos, será mejor hacerlo de una manera sana.

Aunque este libro habla de cómo se debe comer, el autor y el editor declinan toda responsabilidad por cualquier efecto adverso que se derive de la utilización de suplementos nutricionales en la dieta sin la supervisión médica adecuada.

1

Tu abuela podía hacerlo. ¿Por qué tú no?

El dominio de la Zona se parece a los consejos que te daba tu abuela con respecto a la comida. Come de todo con moderación, come mucha fruta y verdura, y algo de proteína en cada comida. Tu abuela no lo sabía, pero te estaba enseñando los principios básicos para desarrollar una estrategia de equilibrio hormonal para toda la vida. Si consigues este equilibrio hormonal, estarás en camino hacia la Zona.

¿Qué es la Zona? El equilibrio de las respuestas hormonales que se producen cada vez que comemos. Un equilibrio perfecto: ni demasiado alto ni demasiado bajo. ¿Y por qué es beneficioso querer caminar hacia la Zona? Dicho en pocas palabras, si puedes mantenerte en ella obtendrás los siguientes beneficios:

A. Pensar mejor, porque en la Zona los niveles de azúcar se mantienen estables.
B. Tener un mejor rendimiento, porque estar en la Zona te permite aumentar la afluencia de oxígeno a las células del tejido muscular.
C. Tener mejor aspecto físico, porque en la Zona eliminarás el exceso de grasa corporal lo más rápidamente posible.
D. No tener nunca hambre entre las comidas, porque estar en la Zona quiere decir que tu cerebro recibe un aporte constante de su principal combustible: el azúcar en la sangre.

Si sigues las instrucciones de este libro, todos estos beneficios de encontrarse en la Zona los verás hechos realidad al cabo de una o dos semanas, aunque la razón más importante para mantenerte en ella durante toda la vida es alcanzar la supersalud.

Para mucha gente, la definición de salud es la ausencia de enfermedad. Pues bien, la supersalud va mucho más allá. En un estado de supersalud, se reducen las posibilidades de desarrollar enfermedades crónicas, que son las que más dinero cuestan a los servicios sanitarios públicos. Si has leído la *Dieta para estar en la Zona*, ya sabrás que tu aspiración máxima es la supersalud, y que la única forma de alcanzarla es controlando la dieta, utilizándola para mantenerte en la Zona de una manera permanente. Cuanto más tiempo pases en la Zona, más control tendrás sobre tu calidad de vida.

En 1995, cuando escribí la *Dieta para estar en la Zona*, intenté demostrar que el sentido común tradicional sobre el equilibrio dietético está al mismo nivel que la tecnología de control hormonal que puede definirse matemáticamente con una precisión con la que tu abuela no podía ni siquiera soñar. Ahora bien, mientras que la dieta de tu abuela era totalmente intuitiva, la que ahora se te ofrece te permite ponerla en práctica de una manera científica.

En este sentido, este libro significará el siguiente paso en esta búsqueda. Te enseñará a elegir entre una amplia gama de comidas, desde las más elaboradas hasta la comida rápida y todo lo que hay entre ambos extremos sin tener que moverte de la Zona. Aunque pensar en la comida desde el punto de vista de las hormonas puede ser revolucionario, comer en la Zona no lo es en absoluto. En realidad, comer en la Zona se parece mucho a tomar los alimentos que preparaba tu abuela, exceptuando las comidas rápidas.

Para los que ya están en la Zona, este libro les ofrecerá nueva información que les permitirá convertir este sistema en parte de la rutina diaria; desde consejos sobre qué comer fuera de casa y qué comprar, hasta informaciones para poder ajustar la dieta de la Zona a la propia química corporal, además de una cincuentena de recetas que te facilitarán permanecer en ella. Para aquellos que todavía se esfuerzan por llegar a la Zona, esta obra sin duda les facilitará y hará más rápido el viaje.

Cuando empieces a utilizar estos consejos, llegar a la Zona y permanecer en ella será algo natural, ya que comerás alimentos que te gusten y adaptarás tus recetas de siempre para convertirlas en grandes comidas de la Zona.

Permíteme que te ayude a visualizar la Zona en un plato: una ración moderada de proteína baja en grasa (como pollo o pescado), con una cantidad abundante de verduras cubiertas con almendras troceadas, y fruta de postre. Cada vez que comas, asegúrate de tomar hidratos de carbono con algo de proteína y un toque de grasa. Para ser un poco más preciso, por cada taza de verdura, media pieza de fruta o ¼ de taza de pasta que tengas pensado comer (estas porciones las explicaré más adelante), añade 30 gramos de proteína baja en grasa como pollo o pescado, y un poco de grasa monoinsaturada, como aceite de oliva o unas cuantas almendras troceadas. Hazlo en todas las comidas principales y también en los tentempiés y enseguida te pondrás a tono para estar en la Zona entre las cuatro y seis horas después de haber comido. Y no olvides que durante ese espacio de tiempo, entre cuatro y seis horas, pensarás mejor, rendirás más y perderás la grasa corporal acumulada, todo ello sin pasar hambre. Este libro te enseñará cómo hacerlo.

Cuando entiendas qué es la Zona y cómo funciona, también comprenderás por qué prácticamente todas las recomendaciones dietéticas hechas por el Gobierno de Estados Unidos y los principales expertos en nutrición son terriblemente erróneas en el aspecto hormonal. ¿Que nos recomiendan? Comer una dieta rica en hidratos de carbono. Por desgracia, estas autoridades parecen haber olvidado que la mejor manera de engordar el ganado es darle grandes cantidades de cereales bajos en grasa. Y lo mismo pasa con los humanos, pero en forma de pasta y pan. Otro eslógan dietético muy popular en nuestros días dice: «Si la grasa no toca mis labios, tampoco llega a mis caderas». Pero eso no es cierto. Nuestra guerra contra la grasa dietética empezó de hecho hace unos quince años, cuando la fobia a la grasa era lo normal. Y ahora vemos con claridad los resultados: los estadounidenses son el pueblo más obeso del planeta.

Como ha quedado demostrado, la grasa no era el enemigo. Y si la grasa no era el enemigo, ¿quién, entonces? Pues la insulina. Es el exceso de insulina lo que te engorda y te mantiene en ese estado. Y el cuerpo la produce en cantidades excesivas cuando en una comida se comen demasiados hidratos de carbono bajos en grasa o demasiadas calorías. Por eso, siempre que te hable de la Zona me estaré refiriendo, de hecho, a una Zona de insulina. Ni demasiado alta ni demasiado baja: una Zona de insulina controlada por la dieta.

Comer en la Zona, pues, es tratar los alimentos con el mismo respeto con que se trata una medicina prescrita por un médico. Ahora bien, eso no significa que la comida deba tener el mismo sabor que una medicina, sino todo lo contrario, ya que las recetas de la Zona te permiten tomar unas comidas muy sabrosas, que contienen el mayor número de nutrientes. *La revolucionaria dieta de la Zona* es una receta para llevar un control hormonal durante toda la vida, una receta que te permitirá, en buena parte, olvidarte de contar calorías o gramos de grasa.

De aquí en adelante, llamaré a mi programa la dieta de la Zona. Muchas personas piensan que una dieta es un tiempo limitado en el que se vive en un estado de privaciones para poder volver después a sus viejos hábitos alimentarios. Pero la dieta de la Zona no es privación ni se realiza a corto plazo. No es una privación porque mientras se está en la Zona, se consigue el máximo rendimiento físico e intelectual, tomando, incluso, los alimentos que a uno le gustan. Y, además, estar en la Zona es un hábito para toda la vida, y no un capricho pasajero. Las respuestas hormonales generadas por la comida que te permiten llegar a la Zona no han cambiado en los últimos 100.000 años, por lo que difícilmente cambiarán a lo largo de tu vida.

Como cualquier cambio de estilo de vida, entrar en la Zona requiere paciencia y práctica. En el plazo de dos semanas, a veces menos, empezarás a notar un cambio espectacular en tu vida. La avidez por los hidratos de carbono desaparecerá, la concentración mental y el rendimiento físico aumentarán y perderás el exceso de grasa corporal al ritmo más rápido posible. Y de ese modo estarás en el camino para alcanzar la supersalud. Ése es el cambio de estilo de vida que a todo el mundo tendría que gustarle experimentar.

Este libro está dividido en tres partes fundamentales. En la primera aprenderás a determinar tus necesidades personales de hidratos de carbono y proteína; verás cómo trabajan juntas para formar tu carburador hormonal. La segunda te enseñará, con la ayuda de una cincuentena de recetas, a preparar comidas equilibradas en la Zona. Y en la última, encontrarás consejos útiles para poder permanecer en la Zona toda la vida.

Si lo que quieres lograr es la supersalud, llegar a la Zona y quedarse en ella es el camino que debes seguir. Tu abuela sabía hacerlo de manera intuitiva. Y si tú utilizas este libro como una guía personal, alcanzarás en esta tarea una precisión que ella nunca se hubiera imaginado. Cuando hayas llegado a la Zona, ¿qué motivos tendrás para salir de ella?

2

Tu fórmula de proteína:
El primer paso hacia la Zona

Estás casi preparado para entrar en la Zona, pero como en cualquier otro viaje, necesitas una preparación previa antes de ponerte en camino. Como ya he dicho en el capítulo anterior, llegar a la Zona depende básicamente del control de la insulina. Y si has leído la *Dieta para estar en la Zona,* sabes que el paso más importante para controlar la insulina consiste en dar al cuerpo la cantidad de proteína que necesita.

Pero ¿por qué es tan importante la proteína? Pues, en primer lugar, porque el cuerpo necesita un aporte constante de proteína para reparar y mantener sus órganos vitales. Los músculos, el sistema inmunitario y todos los enzimas del cuerpo están formados por proteína. Cada día perdemos proteína de una manera constante, por lo que sin el aporte adecuado de proteína a través de la comida, las funciones vitales del organismo empiezan a debilitarse.

Pero lo que aún es más importante, la proteína es tan vital porque estimula el glucagón. El glucagón tiene el efecto fisiológico opuesto de la insulina. De hecho, actúa como el principal controlador de la producción excesiva de insulina. Es el exceso de insulina lo que nos engorda, nos hace sentirnos hambrientos, nos impide tener claridad mental, disminuye nuestro rendimiento físico y aumenta nuestra posibilidad de contraer enfermedades crónicas. Por lo tanto, si tu objetivo es entrar en la Zona y quedarte allí, tendrás que controlar la producción de insulina, y para hacerlo, la clave es la proteína.

Así pues, ¿cuánta proteína hay que ingerir en una comida? Aquí tienes una respuesta simple, que es a su vez una regla de oro: *Nunca consumas más proteína grasa en una comida de la que te quepa en la palma de la mano.* Eso significa que la cantidad máxima de proteína que debes ingerir en cada comida es aproximadamente de 150 g de pechuga de pollo, sin piel, o su equivalente.

Pero como es natural, esta medida no se adecua a todo el mundo, ya que las necesidades de proteína dependen de cada persona en particular. Por lo tanto, la pregunta es: ¿hay alguna posibilidad de saber con más exactitud la cantidad de proteína que uno necesita?

La respuesta es sí, y con la intención de que puedas calcularla, utilizarla y recordarla fácilmente, he ideado una medida dietética a la que llamo bloque. Aunque estés licenciado en física nuclear, probablemente no te apetecerá demasiado calcular cada día los gramos de proteína que necesitas, comida por comida, y sí aplicar el método del bloque a cada fuente de proteína, ya sea tofu, atún o un filete de ternera. Para su absorción, el cuerpo las descompone todas en aminoácidos simples.

Todos mis bloques contienen 7 g de proteína. Así es como he hecho la cuenta de gramos por ti. De este modo, cualquier fuente de proteína se sitúa al mismo nivel en cuanto a su contenido en aminoácidos, y se eliminan también las diferencias de densidad de las distintas proteínas. Lo único que deberás hacer es recurrir a unas sencillas mediciones. Un bloque de proteína puede ser 30 g de carne, como pavo en lonchas, pollo o ternera. Un bloque de proteína puede ser 45 g de pescado, o dos claras de huevo, o media taza de requesón, o 90 g de tofu extrafirme. Para tu cuerpo todo es lo mismo. Una de las razones prácticas de la utilización de estos bloques es que puedes calcular la cantidad de proteína que necesitas en cada comida con los dedos de una mano.

En el Apéndice B encontrarás casi todas las fuentes de proteína (incluidas las vegetales) que normalmente ingerimos, en sus tamaños de bloque apropiados. Con un poco de práctica descubrirás que la vista sabe medir el tamaño de un bloque de proteína.

Si utilizas los bloques, podrás calcular con mayor precisión la cantidad de proteína que hay en lo que ingieres. También puedes emplearlos para saber cuánta proteína necesitas en cada comida. *Si eres una mujer occidental típica, necesitarás entre dos y tres bloques de proteína en cada comida, y si eres un hombre occidental típico, entre tres y cuatro.* Esta cantidad de proteína es la adecuada para mantener los músculos y el sistema inmunitario, y no se excederá de tus necesidades diarias.

Y si quieres mayor precisión, lo primero que deberás hacer es determinar tu porcentaje de grasa corporal utilizando las tablas del Apéndice C. Con ellas podrás calcular tu masa corporal magra, y una vez hecho esto, empezar a saber exactamente cuánta proteína necesitas cada día.

¿Qué es la masa corporal magra? Mira tu cuerpo como si estuviera dividido en dos componentes. El primero, tu masa grasa total. Y el otro componente de tu peso, todo lo demás. Este «todo lo demás» se conoce como masa corporal magra. La masa corporal magra está formada de agua, músculos, tendones, huesos, etcétera. Tu cuerpo necesita unos niveles adecuados de proteína para mantener esa masa corporal magra. Como es obvio, tu cuerpo no necesita ninguna proteína para mantener la masa grasa.

Determinar cuál es tu masa grasa puede parecerte una proposición terrible, pero tendrás que hacerlo con el fin de establecer el punto de partida. Multiplica tu peso total por tu porcentaje de grasa corporal. Por ejemplo, si pesas 72 kg y tienes un 25 por ciento de grasa corporal, entonces tu masa grasa total será de:

$$72 \times 0,25 = 18 \text{ kg}$$

Esto significa que en tu cuerpo hay 18 kg de grasa pura. Como la grasa contiene 7.700 calorías por kilo, tendrás aproximadamente unas 140.000 calorías almacenadas de energía utilizable, y esa energía almacenada es el equivalente de las calorías contenidas en 2.000 panqueques (crepes).

Para continuar con el ejemplo, si tienes 18 kg de grasa total, ¿cuál será entonces tu masa corporal magra? Resta tu masa grasa total (18 kg) de tu peso total (72 kg). Como ya he dicho, la masa grasa no necesita proteína para su mantenimiento, pero la masa corporal magra sí. Por lo tanto, si pesas 72 kg y le restas 18 kg, lo que te queda es 54 kg de masa corporal magra. Esta medida te da la mitad de tu fórmula de proteína.

La otra mitad vendrá determinada por lo activo o activa que seas. ¿Ves la televisión todo el día (o te pasas toda la jornada laboral sentado/a ante la pantalla de un ordenador), o eres un atleta de elite que entrena dos veces al día? Como es lógico, cuanta más actividad desarrolles, más proteína necesitarás. De este modo, hemos establecido un margen de variación desde los individuos básicamente sedentarios (que sólo necesitan diariamente 1 g de proteína por kg de masa corporal magra) hasta los atletas de primera línea (que necesitan el doble de esa cantidad, es decir, 2 g diarios de proteína por kg de masa corporal magra). Entre esos dos extremos estará tu nivel de actividad.

Para calcular la cantidad de proteína que necesitas, multiplica tu masa corporal magra por tu factor de actividad física (véase más abajo). A partir de ahora ya estás preparado para determinar tu fórmula proteínica, la cantidad real de proteína requerida para mantener tu masa corporal magra. Multiplica tu masa corporal magra por tu factor de actividad.

Fórmula de proteína = Masa corporal magra × factor de actividad

Continuando con nuestro ejemplo, si tienes 54 kg de masa corporal magra y eres sedentario, necesitarás 60 g de proteína al día (54 kg de masa corporal magra × 1,1 g de proteína/kg de masa corporal magra). Ahora, divide esos 60 g de proteína por 7 g de proteína por bloque y verás que necesitas unos nueve bloques de proteína cada día. En cambio, si eres un atleta de elite, con 54 kg de masa corporal magra, necesitarás 120 g de proteína diarios (54 kg de masa corporal magra × 2,2 g de proteína por kg de masa corporal magra). Divide esos 120 g de proteína por 7 g de proteína por bloque y verás que necesitas unos 17 bloques de proteína cada día. Fíjate en que el número de bloques de proteína que necesitas diariamente para mantener tu masa corporal magra no depende de tu sexo sino de tu masa corporal magra y de tu factor de actividad.

Aquí tienes una lista de los distintos tipos de actividad en términos de ejercicio semanal para que puedas calcular tus necesidades personales de proteína.

FACTOR DE ACTIVIDAD FÍSICA	GRAMOS DE PROTEÍNA POR MASA CORPORAL MAGRA
Sedentaria	1,10
Actividad ligera	1,32
Actividad moderada (1,5 horas por semana)	1,54
Activa (1,5 a 2,5 horas por semana)	1,76
Muy activa (más de 2,5 horas por semana	1,98
Atleta de elite (o entrenamiento con pesas cinco veces por semana)	2,20

Recuerda que la gente tiende a sobrestimar la cantidad de ejercicio físico que hace, del mismo modo que subestima la cantidad de alimentos que toma. A continuación te doy algunas orientaciones al respecto. Si caminas 30 minutos cada día de la semana, eso sería una actividad moderada (es decir, 1,5 horas aproximadamente a la semana de ejercicio formal). Si entrenas durante 30 minutos cinco veces por semana (o haces ejercicio unas 2,5 horas semanales), considérate activo. Si haces halterofilia al menos tres veces por semana además de entrenar más de 2,5 horas semanales, considérate muy activo. Y, finalmente, si entrenas intensamente dos veces al día, considérate un atleta de elite.

He aquí otra regla de oro de la zona: *Nunca consumas más proteína de la que tu cuerpo necesita para mantener su masa corporal magra, pero tampoco tomes menos. Comer una cantidad insuficiente sería someterse a una alimentación deficiente en proteína. Dicho de otro modo, mantén el equilibrio.*

Ahora que ya tienes tu fórmula de proteína, respétala igual que si fuera un medicamento. Por lo tanto, tómala primero en dosis iguales a lo largo del día. Si te medicaras contra la hipertensión, nadie te recetaría 5 mg por la mañana, 500 mg al mediodía y 250 mg por la noche. Al menos, eso espero. Lo más probable es que te dieran dosis iguales con el fin de mantener constantes los niveles en la sangre durante todo el día y crear así una zona terapéutica para el medicamento. Pues bien, tu fórmula de proteína funciona del mismo modo, por lo que deberás repartirla en tres comidas y dos tentempiés cada día, igual que si fuera una medicina. En el capítulo 6 te enseñaré cómo hacerlo.

Ten en cuenta que no estoy hablando de consumir mucha proteína de una sola vez. El cuerpo humano sólo puede absorber pequeñas cantidades de proteína con cada comida. La cantidad de proteína es sólo de unos 35 g de proteína baja en grasa por comida. Es aproximadamente la cantidad que cabe en la palma de tu mano (no olvides esta primera regla rápida de la Zona acerca de la proteína). O bien, ahora que ya conoces los bloques, puedes decir que son cinco los bloques de proteína que tomarás. En la dieta de la Zona, incluso para los atletas olímpicos, no se debe sobrepasar la cantidad de proteína en cada comida. Si comes pequeñas cantidades de proteína durante todo el día, distribuirás de una manera uniforme tus necesidades proteicas en el cuerpo, como si utilizarás un gota a gota intravenoso.

Esto no quiere decir que tengas que tomar proteína animal para estar en la Zona. Al contrario, hay grandes fuentes vegetales de proteína que puedes utilizar en este programa. Una de las mejores es el tofu extrafirme. La mayor parte de los hidratos de carbono ha sido fermentado a partir de este tipo de tofu, haciéndolo muy rico en proteína. En cambio, el tofu blando no se ha fermentado de ese modo y es mucho más rico en hidratos de carbono. En muchos aspectos el tofu firme y el extrafirme son el equivalente vegetal del requesón.

Lamentablemente, el tofu no es muy denso en proteína, por lo que deberás consumir mucho (unos 90 g) para obtener un bloque de proteína. Sin embargo, una de las limitaciones inherentes del tofu ha sido superada por una nueva generación de productos basados en la soja, que imitan la carne y que saben muy bien. Las hamburguesas y todo tipo de salchichas de soja son fuentes proteicas muy interesantes, ya que aportan los niveles apropiados de proteína a una dieta vegetariana. Aún más recientes son los polvos de proteína de soja, llamados proteínicos aislados de soja, que no sólo son muy densos en proteína sino que también contienen una amplia gama de aminoácidos cuya carencia ha sido durante mucho tiempo una de las principales críticas que se le ha hecho a la soja como fuente de proteína. Añadir proteína en polvo a un menú (mezclándolo con los copos de avena del desayuno) puede ser otra manera excelente de mejorar el equilibrio hormonal de una dieta estrictamente vegetariana.

¿Y qué hay de las otras fuentes de proteína vegetales? Por desgracia, o bien contienen cantidades muy grandes de hidratos de carbono, como las legumbres, o no son muy densas en proteína, como los brécoles. Además, el alto contenido en fibra de esos vegetales impide que pueda digerirse una cantidad considerable de proteína. Por eso, en vez de tener en cuenta todos esos factores de corrección, te recomiendo que consideres las legumbres, los brécoles y otras fuentes vegetales de proteína excelentes hidratos de carbono y que te olvides de su contenido proteico.

Saber cuánta proteína necesitas es sólo el primer paso hacia la Zona. Una dieta en la Zona no es una dieta con un alto contenido de proteína, sino con un contenido proteico adecuado. Sin embargo, para que la dieta de la Zona sea eficaz, deberás comer ligeramente *más* hidratos de carbono que proteína. Pero al igual que ocurre con la proteína, también hay unos límites para el consumo de hidratos de carbono: ni demasiados ni demasiado pocos. Así pues, saber cuál es la cantidad adecuada es una pregunta que pide a gritos una contestación.

3

Los hidratos de carbono.
¿Un maná del cielo?

Nos han hecho creer que los hidratos de carbono son lo más parecido que existe al maná que cae del cielo. En fin de cuentas, no contienen grasas. Los estadounidenses están absolutamente obsesionados por los alimentos libres de grasa, pero al mismo tiempo se creen a pies juntillas que comer hidratos de carbono es lo más parecido a la perfección.

Te dicen que si eres un atleta y comes hidratos de carbono, correrás más deprisa. Si tienes problemas cardiovasculares, te ayudarán a recuperarte. Si comes grasas, te adelgazarán. ¿Te suena todo esto? Seguro que sí, porque casi todas las publicaciones sobre dietética de Estados Unidos alaban la superioridad moral de los hidratos de carbono por encima de cualquier otra comida que contenga grasa, y eso incluye las proteínas.

Sin embargo, muchos de esos millones de estadounidenses que han adorado el altar de los hidratos de carbono durante los últimos quince años muestran un sorprendente grado de ignorancia acerca de lo que son estos componentes. Pregunta a cualquiera y te dirá que los hidratos de carbono son la pasta, el pan o los dulces. Y si miras a esa persona a los ojos y le preguntas qué es una fruta o una verdura, te responderá que es una fruta o una verdura, como si esos alimentos fueran especies únicas recién descubiertas en la selva amazónica, cuando de hecho también son hidratos de carbono.

Como ya dije en la *Dieta para estar en la Zona*, las personas están genéticamente dispuestas a comer frutas y verduras como principal fuente de hidratos de carbono. Los cereales, esa fuente alimenticia digna de confianza, no existían hace 10.000 años, por lo que la gran mayoría de individuos todavía no está genéticamente adaptada a comer formas de hidratos de carbono de alta densidad, como los cereales, los almidones, el pan y la pasta.

Los hidratos de carbono tienen la misma acción que una droga muy poderosa, cosa que muchas personas no saben. Como cualquier otra droga, un consumo excesivo de ellos puede producir efectos secundarios. En este caso, el consumo excesivo de hidratos de carbono hace que el cuerpo produzca un exceso de insulina, lo que puede engordarte, volverte perezoso y suponer, a su vez, un peligro para la salud.

El exceso de insulina actúa como un cañón suelto en la cubierta de un barco. Induce la confusión de pensamiento al reducir los niveles de azúcar en la sangre que llega al cerebro (piensa en lo difícil que resulta concentrarse tres horas después de haber comido un gran plato de pasta). También reduce el rendimiento físico general y, lo que es más importante: los efectos bioquímicos que se derivan de tener el índice de insulina elevado afectan profundamente a la salud. En realidad, los niveles elevados de insulina son el principal mecanismo que se utiliza para predecir los ataques cardíacos.

Dicho todo esto, quiero dejar claro que no estoy en contra de los hidratos de carbono, sino a favor del equilibrio y la moderación en cuanto a su uso y su efecto sobre la insulina. Las personas tienen que ser conscientes del efecto que los hidratos de carbono ejercen sobre la insulina.

Y por si todo lo dicho anteriormente quedara como un ataque injustificado contra los hidratos de carbono, voy a pasar revista a la historia, para ver lo buenos que fueron los hidratos de carbono para las civilizaciones antiguas. Antes del inicio de la agricultura, hace unos 10.000 años, la gente sobrevivía sin problemas alimentándose de plantas, frutas y vegetales. Ésta era la dieta de la mayor parte de las sociedades cazadoras y recolectoras. Sin embargo, con el descubrimiento de la agricultura, se cambió a una dieta compuesta de cereales.

Como es natural, muchas de las enfermedades de la «civilización moderna» aparecieron con ese cambio. ¿Qué cómo lo sabemos? Pues bien, las momias son las que nos lo han dicho. La religión del antiguo Egipto daba mucha importancia a la conservación del cuerpo del fallecido mediante la momificación, para que el difunto pudiera seguir utilizándolo en el más allá. Además, la momificación se practicaba en todas las clases sociales. Y lo que entonces fue una creencia religiosa, ahora se ha convertido en una poderosa herramienta científica que nos permite tener un excelente modelo físico de aquella sociedad.

Los antiguos egipcios fueron los primeros en seguir una dieta similar a la que recomiendan las orientaciones de la nueva pirámide alimentaria de Estados Unidos. Comían mucho pan, algo de fruta y verdura y pequeñas cantidades de carne en forma de pescado y aves acuáticas; su única fuente de grasa procedía de las aceitunas. Por eso, si existiera una sociedad ideal sobre la que estudiar los efectos de una dieta rica en hidratos de carbono y baja en grasa, esa sería la del antiguo Egipto.

Pero ¿qué es lo que nos cuentan las momias? Ni que decir tiene que bajo todas esas vendas se esconden muchas malas noticias. La primera de todas es que la mayor parte de enfermedades que creíamos que habían aparecido con la civilización moderna, ya estaban en pleno auge en la sociedad egipcia de la Antigüedad. La caries dental es una de ellas. Aunque los egipcios no comían azúcar refinado, tenían unos terribles problemas dentales. Eso no sorprende en absoluto si tenemos en cuenta que masticar pan durante un rato hace que se liberen cantidades importantes de azúcar en la boca.

Si quieres hacer un experimento muy simple, mastica durante unos cuantos minutos un trozo de pan y, acto seguido, ponte una de esas tiras de diagnóstico de las que utilizan los diabéticos para controlar su nivel de azúcar en la sangre (si se pone azul significa que existe una cantidad considerable de azúcar) en la boca; inmediatamente se volverá azul. Las enzimas de la boca convierten el pan en azúcar puro. Por eso, no tiene que sorprendernos que los egipcios sufrieran de caries dental. Este sencillo experimento también te dará una buena idea de la cantidad de azúcar que se precipita en tu organismo después de comer un trozo de pan o un gran plato de pasta.

La caries dental es una cosa, pero las enfermedades cardíacas son algo muy distinto. La dieta de los antiguos egipcios era muy similar a la que recomiendan en la actualidad los médicos en Estados Unidos para prevenir las enfermedades cardíacas, lo que nos lleva inmediatamente a pensar que no deberíamos encontrar ni rastro de problemas del corazón en las momias, cosa que no es así.

Los análisis de las arterias diseccionadas de las momias indican amplias señales de enfermedades cardíacas avanzadas. De hecho, se estima que el alcance de estas enfermedades no era muy distinto del que hay hoy día en Estados Unidos. Además, los textos médicos del antiguo Egipto, escritos hace unos 3.500 años, dejan claro que este tipo de dolencias estaba muy extendido. En dichos textos aparecen descritos los síntomas de un ataque al corazón de la misma manera que podría haberlo hecho ayer la Sociedad Cardiológica Estadounidense. Y por si eso fuera poco, señalan que la edad media de mortalidad en el antiguo Egipto era mucho menor que la de ahora, lo que significa que las enfermedades cardíacas estaban muy extendidas entre una población mucho más joven.

Y finalmente, ¿qué ocurría con la obesidad? Siguiendo la dieta de los antiguos egipcios, sería prácticamente imposible que nadie estuviera gordo, ¿verdad? Pues nada de eso. Los colgajos de piel en las regiones abdominales que se han hallado en muchos de los cuerpos de las momias indican que la obesidad en esa civilización era bastante normal. Claro que en los jeroglíficos no aparece ningún gordo. ¿Por qué? Pues probablemente por la misma razón por la que los antropólogos de dentro de 2.000 años tampoco verán a una mujer estadounidense gorda en un ejemplar del Vogue o del Cosmopolitan que encuentren en unas excavaciones. En el antiguo Egipto, la grasa corporal en exceso no estaba bien vista, como tampoco lo está en el mundo occidental actual.

Como dijo el filósofo George Santayana: «Los que no han aprendido de la historia están condenados a repetirla». Las momias egipcias son historia pero, al parecer, los estadounidenses están repitiendo su destino.

Pero no tenemos por qué basarnos en el estudio de los egipcios de la Antigüedad para llegar a la misma conclusión acerca del consumo excesivo de cereales o almidones. Por ejemplo, un estudio publicado en 1996 en *Lancet* demostraba que los italianos, que consumen más pasta que nadie, tenían los índices más elevados de cáncer de mama. Pero nadie ha visto nunca ningún titular en ninguna publicación importante en el que se afirmara que la pasta aumenta el riesgo de padecer cáncer de mama. Como es obvio, atacar la pasta es políticamente incorrecto.

Además, hay otros dos estudios del mismo grupo de investigadores en los que se indica que el consumo excesivo de pasta también aumenta el riesgo de contraer cáncer de colon y cáncer de estómago. En cambio, todos los estudios relevantes han constatado que las personas que han aumentado el consumo de fruta y verdura han disminuido los índices de cáncer y enfermedades coronarias.

Todo esto nos lleva a emitir una rápida norma para la Zona con respecto a los hidratos de carbono: *Procura que la mayor parte de hidratos de carbono que consumas procedan de frutas y verduras, y utiliza los cereales, los almidones, la pasta y el pan con moderación.* En la tabla 3.1, los hidratos de carbono están divididos en dos clases: los favorables y los desfavorables.

TABLA 3.1

Lista rápida de hidratos de carbono

FAVORABLES	DESFAVORABLES
Frutas	Almidones (patatas, arroz, etc.)
Verduras	Granos (cereales, pasta, pan, etc.)

Comer más frutas y verduras y menos cereales, almidones y pastas es, pues, una buena manera de ponerse en camino hacia la Zona. Pero ¿se puede ser más preciso a la hora de controlar la insulina? La respuesta es claramente sí. Para empezar, deberás medir de manera adecuada la cantidad de hidratos de carbono que contienen los alimentos que tomas para determinar su capacidad de estimular la secreción de insulina. Esto se puede hacer midiendo calorías o gramos, pero existe una forma mucho más simple que consiste en aplicar el método del bloque a los hidratos de carbono. Si redefines los hidratos de carbono en bloques, te será más fácil entrar en la Zona de una forma exacta.

Algunos hidratos de carbono, como la fruta y la verdura, no son muy densos en hidratos de carbono. Dicho de otro modo, tienes que comer muchos para obtener la misma cantidad que se encuentra en las fuentes muy densas, como los cereales, la pasta y los almidones. Si utilizas bloques de hidratos de carbono, podrás medir de una manera más sencilla la cantidad de éstos que necesitas comer, independientemente de los distintos tipos de las densidades en hidratos de carbono que se hallen en las diversas fuentes.

Esto es cierto aún teniendo en cuenta el factor del contenido de fibra en los hidratos de carbono que complica un poco las cosas. La cantidad de insulina que tu cuerpo secretará se basará sólo en la cantidad de hidratos de carbono que realmente entre en la sangre, como la simple glucosa del azúcar. La fibra no cuenta. Por lo tanto, al calcular los bloques de hidratos de carbono, deberás restar la fibra para saber la cantidad real de hidratos de carbono que penetrará en la sangre.

Y a la hora de construir unos bloques de hidratos de carbono de fácil utilización, sólo tengo en cuenta los que realmente entran en la sangre, es decir, los hidratos de carbono promotores de insulina. Así pues, por ejemplo, una taza y media de brécoles, tiene la misma cantidad de hidratos de carbono promotores de insulina que ¼ de taza de pasta. Pero mientras que cualquiera puede tomarse 1 taza de pasta hervida, difícilmente nadie se comerá 6 tazas de brécoles de una sentada. Sin embargo, ambos contienen la misma cantidad de hidratos de carbono promotores de insulina. Y como la dieta de la Zona recomienda comer principalmente frutas y verduras por su contenido en hidratos de carbono, ésta es una dieta excepcionalmente rica en fibra, aunque moderada en la cantidad de hidratos de carbono promotores de insulina.

Al fin y al cabo, todos los bloques de hidratos de carbono contienen 9 gramos de insulina promotora de hidratos de carbono. ¿Por qué 9 gramos? Pues porque 9 gramos de hidratos de carbono promotores de insulina es la cantidad que necesitas comer para equilibrar hormonalmente los 7 gramos de proteína en mi definición de un bloque de proteína. Ahora, lo único que deberás hacer es igualar la cantidad de bloques de proteína y el número de bloques de hidratos de carbono en cada comida, y de este modo tendrás una fórmula excepcionalmente fácil para construir los menús de la Zona, como te enseñaré en los siguientes capítulos.

También aprenderás a valorar el hecho de que si la mayor parte de hidratos de carbono que consumes proceden de frutas y verduras, no sólo tomarás grandes cantidades de fibra, sino importantes niveles de vitaminas y minerales por una cantidad determinada de hidratos de carbono promotores de insulina. Por el contrario, los hidratos de carbono de alta densidad como los cereales, los almidones y la pasta, proporcionan cantidades relativamente bajas de fibra, vitaminas y minerales por la misma cantidad dada de hidratos de carbono promotores de insulina. En la tabla 3.2 he ilustrado este punto, comparando el contenido de fibra, vitaminas y minerales de distintos tipos de hidratos de carbono, con la misma cantidad de hidratos de carbono promotores de insulina.

TABLA 3-2

Comparación del contenido de fibra, vitaminas y minerales de distintos hidratos de carbono que posee un bloque de hidratos de carbono promotores de insulina

TIPO DE HIDRATO DE CARBONO	FIBRA	VITAMINA C	MAGNESIO	CALCIO
FAVORABLES				
Brécoles (1½ tazas)	3,6 g	55 mg	27 mg	104 mg
Pimiento rojo (3 piezas)	3,6 g	423 mg	21 mg	21 mg
Fresas (1 taza)	1,9 g	91 mg	34 mg	45 mg
Naranja (½)	1,6 g	40 mg	7 mg	25 mg
DESFAVORABLES				
Pasta (60 g seca)	0,3 g	0,5 mg	6 mg	2,5 mg
Arroz blanco (15 g seco)	0,1 g	0,0 mg	4 mg	1 mg

No se necesita ser un científico de elite para advertir que se obtiene mucha más fibra, vitaminas y minerales comiendo hidratos de carbono favorables (frutas y verduras), que comiendo hidratos de carbono desfavorables (cereales, almidón y pasta). De hecho, hasta resulta difícil comprender cómo un especialista en dietética puede recomendar grandes cantidades de pasta o arroz como base de una alimentación sana.

Otro factor adicional que complica la situación de los hidratos de carbono es el índice glucémico. Cuanto más alto sea el índice glucémico de un hidrato de carbono, más rápido entra en la sangre en forma de azúcar. Tal vez te hayan dicho que todos los hidratos de carbono son simples o compuestos; es verdad, lo son en la boca, pero no en el estómago. Todos los hidratos de carbono, ya sean simples o compuestos, tienen que descomponerse en azúcares simples antes de ser absorbidos por el cuerpo y entrar en la sangre. De hecho, hasta 1980 nadie se había tomado la molestia de formularse una pregunta tan obvia como la siguiente: «¿Cuánto tarda realmente un hidrato de carbono en llegar a la sangre?». La respuesta tiene suma importancia si eres un diabético de tipo II. (De hecho, el 95% de todos los diabéticos son del tipo II. En realidad, secretan demasiada insulina y a eso se debe que casi todos ellos sean obesos.) La respuesta es también muy importante para ti si eres obeso, ya que los niveles altos de insulina te están impidiendo utilizar la grasa que almacena tu cuerpo.

El único azúcar que realmente puede entrar en la sangre es la glucosa, y cuanto más deprisa aparezca la glucosa en la sangre, más insulina secretará el cuerpo. Por lo tanto, comparados con los hidratos de carbono que tienen un índice glucémico más bajo, los hidratos de carbono que lo poseen más alto ejercen un mayor efecto sobre la secreción de insulina. Si eres un diabético de tipo II, cuanta más insulina secretes, más empeorará tu diabetes (o más te engordarás si eres obeso).

Tal vez pienses que los hidratos de carbono simples entran en la sangre más deprisa que los compuestos. Cuando se hicieron los primeros experimentos a este respecto en la Universidad de Toronto, se vio que no siempre era así.

Algunos hidratos de carbono simples, como el azúcar refinado de mesa, entran en la sangre más despacio que otros de los considerados más dietéticamente correctos, como por ejemplo los contenidos en los cereales del desayuno o copos de maíz. En otros casos, se descubrió que el azúcar contenido en los helados entraba en la sangre mucho más despacio que los hidratos de carbono compuestos que contiene el pan. ¿Qué estaba pasando ahí? Pues muchas cosas.

Primero, echemos un vistazo a lo que ocurre con el azúcar refinado de mesa. El azúcar refinado de mesa es mitad glucosa y mitad fructosa, y rápidamente se descompone en esos dos azúcares simples. La mitad que es glucosa se absorbe enseguida y entra en la sangre debido a que ya tiene una forma que el cuerpo puede utilizar. La fructosa, aunque también se absorbe muy deprisa, tiene que ser convertida en glucosa por el hígado antes de entrar en la sangre en forma de glucosa, y este proceso es muy lento. El resultado final es que el aumento total de glucosa en la sangre se retrasa. Dado que las frutas contienen básicamente fructosa, poseen un índice glucémico muy bajo y estimulan la insulina mucho menos que otros hidratos de carbono, como los cereales o los almidones.

Por ejemplo, los cereales del desayuno que, durante mucho tiempo se han considerado dietéticamente correctos, son esencialmente glucosa pura unida por enlaces químicos. Estos enlaces químicos se descomponen rápidamente en el estómago, permitiendo que la glucosa se precipite en el torrente sanguíneo a una velocidad mayor que los hidratos de carbono contenidos en el azúcar refinado. Por lo tanto, ha llegado el momento de volver a pensar qué es simple y qué es complejo.

Ahora veamos qué ocurre con los helados, que también tienen un índice glucémico bajo. La grasa de los helados actúa como un eje de control, aminorando la velocidad de la entrada de todos los hidratos de carbono en la sangre. Es por eso que el azúcar de los helados entra en el torrente sanguíneo mucho más despacio que la glucosa contenida en el pan.

La fibra también puede desempeñar un papel importante a la hora de determinar el índice glucémico, pero esto no ocurre con toda la fibra. Hay dos tipos de fibra, la soluble y la insoluble. Entre la fibra insoluble se cuentan, por ejemplo, la celulosa y el salvado, y entre la soluble, la pectina, presente en las manzanas. (Recuerda lo que tu abuela te decía acerca de comerse una manzana cada día.) La fibra soluble representa otro tipo de eje de control que aminora la velocidad de entrada de cualquier hidrato de carbono en la sangre. El tipo de fibra contenida en los cereales del desayuno es insoluble, es decir, prácticamente no tiene ningún efecto en la entrada de hidratos de carbono.

Por último, la manera en que cocines un hidrato de carbono también tendrá un gran efecto en su índice glucémico. Cuando más cocines o proceses un hidrato de carbono, más descompondrás su estructura celular, lo que permitirá una digestión más rápida. A eso se debe que las legumbres refritas tengan un índice glucémico mucho más alto que las alubias ligeramente cocinadas. Y cuando recurras a los hidratos de carbono más cómodos de utilizar, como el puré de patatas o el arroz instantáneo, el índice glucémico se elevará de manera espectacular. Pero, como es natural, estarás pagando un precio hormonal por esa comodidad.

¿Y cuál es, entonces, el alimento con el índice glucémico más alto que existe? Pues bien, el alimento con el índice glucémico más alto que existe son esos pastelillos de arroz hinchado que se han convertido en la base alimenticia de todos aquellos que siguen una dieta alta en hidratos de carbono y baja en grasa.

Para terminar, permíteme decir una palabras acerca del alcohol. En realidad, el cuerpo trata el alcohol como si fuera un hidrato de carbono. Por eso, tomar alcohol en cualquiera de sus formas debe considerarse un consumo de hidratos de carbono, aunque cada tipo de alcohol (vino, cerveza o licores destilados) representa una cantidad distinta de bloques de hidratos de carbono (véase Apéndice B).

He aquí otra regla de la Zona para los hidratos de carbono: utiliza primordialmente hidratos de carbono que sean de baja densidad (es decir, que tengan el máximo contenido en fibra, vitaminas y minerales) y que posean también un índice glucémico bajo, para que los hidratos de carbono entren en el torrente sanguíneo a un ritmo lento y controlado. Los hidratos de carbono desfavorables son los que tienen alta densidad y un elevado índice glucémico. Esto no quiere decir que no puedas comer nunca hidratos de carbono desfavorables, sino que deberás utilizarlos con una gran moderación, en no más cantidad de una cuarta parte de tu bloque total de hidratos de carbono, sobre todo si estás genéticamente predispuesto a ser insulinosensible a los hidratos de carbono.

¿Cómo se puede saber cuál es nuestra sensibilidad a la insulina de los hidratos de carbono sin tener que someterse a un análisis clínico? Tómate un buen plato de pasta para comer, y si al cabo de dos horas te quedas dormido, es que eres insulinosensible a los hidratos de carbono.

Ten presente que ser insulinosensible es muy distinto de tener los niveles de insulina constantemente elevados (la hiperinsulinemia). Si padeces hiperinsulinemia, tienes muchas posibilidades de sufrir un ataque cardíaco. Si ya padeces una dolencia cardíaca, es probable que también seas hiperinsulinémico, y hasta que pertenezcas al grupo de personas que son genéticamente propensas a producir niveles elevados de insulina como respuesta a los hidratos de carbono.

Ahora bien, es obvio que tu cuerpo necesita consumir constantemente hidratos de carbono para tener un funcionamiento cerebral óptimo. Si no hay suficientes hidratos de carbono en el torrente sanguíneo, el cerebro no funcionará de manera eficiente. En cambio, con demasiados hidratos de carbono en la sangre, el cuerpo reaccionará aumentando la secreción de insulina para llevar el índice de azúcar en el torrente sanguíneo a un nivel que permita que el cerebro funcione de manera efectiva.

Lo que tu cuerpo necesita es una zona de ingreso de hidratos de carbono. Ni demasiados ni demasiado pocos, lo mismo que ocurre con la proteína. De ese modo se mantiene una zona de insulina. Y como ya he dicho antes, la insulina elevada hace que engordes.

Pero ¿cómo el exceso de hidratos de carbono y la correspondiente secreción de insulina provocan un aumento de grasa en el cuerpo? Como ya expliqué en *Dieta para estar en la Zona* (pp. 37 y ss.), la insulina es la hormona de almacenamiento y bloqueo del cuerpo. Los niveles elevados de insulina generados por una comida abundante en hidratos de carbono impiden que el cuerpo utilice la grasa almacenada para convertirla en energía.

Y no sólo eso, sino que además los humanos pueden almacenar cantidades ilimitadas de calorías excesivas en forma de grasa, y la insulina es el factor desencadenante clave de que eso se produzca. Cuando en la sangre hay un exceso de hidratos de carbono, se pone en marcha un mecanismo evolutivo único para limitar el aporte de grasa como fuente de energía. Como la entrada de grasa no se utiliza de inmediato para esta producción de energía, la presencia elevada de insulina (debida a un consumo excesivo de hidratos de carbono) hace que la grasa se almacene en el tejido adiposo: un mecanismo muy astuto pero nocivo en un país en que los hidratos de carbono son los reyes de la dieta. Ese mismo proceso evolutivo es la razón de que la combinación de grasa con hidratos de carbono (como patatas con mantequilla) en una comida sea un acelerador tan poderoso de la acumulación de grasa.

Pero no te asustes, porque ahora ya tienes unas herramientas dietéticas muy poderosas (proteína, grasa y fibra) con las que trabajar para reducir la secreción de insulina que provocan los hidratos de carbono. La proteína estimula el glucagón, lo cual reduce la secreción de insulina, y la grasa y la fibra disminuyen el ritmo de entrada de todos los hidratos de carbono para aplacar a su vez la secreción de insulina. Utiliza estas herramientas con sabiduría.

¿Y qué cantidad de hidratos de carbono se necesita tomar para mantener la insulina controlada? Ésta vendrá determinada por la cantidad de proteína que se consuma en esa misma comida. Ésta es la esencia de la dieta en la Zona: mantener equilibrados los hidratos de carbono y la proteína cada vez que se coma.

Sin embargo, también deberás añadirle un último y crítico ingrediente, la palabra más temida por los estadounidenses: la grasa.

Aquí tienes un resumen de algunas sencillas reglas de la Zona acerca de los hidratos de carbono.

1. Come sobre todo hidratos de carbono de baja densidad, como las frutas y las verduras más ricas en fibra.
2. Asegúrate de tomar principalmente hidratos de carbono que tengan un índice glucémico bajo.
3. Controla el número total de hidratos de carbono que tomas en una comida determinada. Si comes hidratos de carbono de baja densidad, te será muy fácil evitar el consumo excesivo de bloques de hidratos de carbono.

4

Para quemar grasa se necesita grasa

No, no estás soñando. Por irónico que parezca, para quemar grasa se necesita grasa. Ahora bien, para que esta afirmación aparentemente paradójica tenga sentido, debemos pensar desde el punto de vista de las hormonas y no de las calorías.

Pero ¿cómo puede ser la grasa un aliado tan poderoso a la hora de quemar la grasa almacenada en el cuerpo? De hecho, la grasa alimenticia que entra en el cuerpo no tiene ningún efecto sobre la insulina. Los hidratos de carbono son los principales promotores de la insulina, y hasta la proteína puede tener un ligero efecto sobre esta hormona, pero la grasa es un cero a la izquierda en lo que a la secreción de insulina se refiere. Por eso, comer grasa no hace que el cuerpo almacene más grasa.

Por otro lado, la grasa también reduce la velocidad de entrada de los hidratos de carbono en el torrente sanguíneo. En esencia, actúa como la barra de control de un reactor nuclear, impidiendo la producción excesiva de insulina. Cuanto más lenta sea la velocidad a la que los hidratos de carbono entran en la sangre, más baja será la producción de insulina. Y cuanto más bajos sean los niveles de insulina, más fácil será que tu cuerpo libere la grasa almacenada para producir energía. Así pues, la grasa es tu aliado a la hora de eliminar la grasa corporal acumulada.

Además, la grasa provoca la secreción de la hormona colecistoquinina (CCQ) en el estómago, que se dirige directamente al cerebro para decirle: «Deja de comer». Esto quiere decir, que, en esencia, la grasa es tu principal semáforo hormonal para que dejes de comer.

Por lo tanto, si la eliminas en buena parte de tu dieta y la sustituyes por hidratos de carbono, no sólo le estarás robando sabor a la comida, sino que también alterarás las señales que te avisan de que estás consumiendo excesivas calorías, y aumentarás la posibilidad de almacenar grasa mediante el incremento de los niveles de insulina.

Pero no estoy abogando por una glotonería de grasa, sino limitándome a recomendarte que añadas suficiente grasa a tu dieta para ayudar a tu cuerpo a reducir la secreción de insulina. Si bien la grasa no tiene ningún efecto directo sobre la insulina, lo que tampoco es deseable es mantener bajo el consumo de grasa saturada (aunque probablemente no por las razones que esperas). Todas las membranas de tu cuerpo funcionan mejor en una zona de fluidez. Pero si están demasiado fluidas, no aportarán la rigidez necesaria para el funcionamiento correcto y empezarán a parecerse a un reloj de Salvador Dalí. El cuerpo, a sabiendas de lo que le pasa, inmediatamente creará la suficiente grasa saturada para aumentar la viscosidad de la membrana a fin de mantener la zona de fluidez necesaria aun cuando no comas nada de grasa saturada. En cambio, si tomas mucha grasa saturada, las membranas celulares se volverán demasiado rígidas, y parecerán melazas en invierno. Y como el cuerpo no tiene ningún mecanismo para crear grasas poliinsaturadas, no podrá mejorar la viscosidad de la membrana. En este entorno de rigidez, los receptores corporales (sobre todo el receptor de la insulina), no funcionan muy bien, y el cuerpo tiene que secretar más insulina para disminuir los niveles de azúcar en la sangre. Esto lleva a una resistencia a la insulina y, en última instancia, a la hiperinsulinemia. Por esto, lo más sensato es consumir el mínimo de grasa saturada.

Si bien se recomienda reducir al máximo la ingestión de grasa saturada, eso no significa que no deba tomarse nada en absoluto. El cuerpo necesita la entrada constante de grasas poliinsaturadas, que constituyen la base de los eicosanoides.

¿Qué son los eicosanoides? Para decirlo brevemente, son las hormonas más poderosas que tenemos. Controlan todas las células, todos los órganos y todos los aparatos o sistemas. Son pocos los médicos que las conocen, y la sociedad en general no sabe nada de su existencia. Esto se debe a que tales hormonas tienen una vida muy corta, nunca se desplazan por el torrente sanguíneo, y son casi invisibles. Sin embargo, en cierto sentido se las puede definir como la cola molecular que mantiene unido el cuerpo. A eso se debe que el Premio Nobel de Medicina de 1982 le fuera concedido a la investigación de estas hormonas, lo que nos confirma la importancia que tienen.

Los eicosanoides son las hormonas que nos indicarán si sufrirás un ataque cardíaco, lo bien que se recuperará tu sistema inmunitario, si padeces dolor o inflamación, y otros miles de funciones de control. Sin embargo, y como ocurre con todos los sistemas hormonales, su función es una cuestión de equilibrio. Si has leído la *Dieta para estar en la Zona*, sabrás que hay eicosanoides «buenos» y eicosanoides «malos», y que necesitas que ambos estén equilibrados para gozar de la supersalud. En resumen, de lo que se trata es de mantener una zona de eicosanoides.

Pero ¿qué puede destruir el delicado equilibrio de los eicosanoides? Una producción excesiva de insulina. Por eso, mantener unos niveles de insulina relativamente constantes es de vital importancia para la dieta de la Zona. Los niveles excesivos de insulina provocan la correspondiente producción, también en exceso, de un ácido graso poliinsaturado concreto, el llamado ácido araquidónico, que tu cuerpo necesita porque siempre hay que tener cierta cantidad de eicosanoides malos para mantener ese equilibrio hormonal. Ahora bien, la presencia de este ácido en exceso puede ser una de las cosas más peligrosas que te sucedan. Muchas enfermedades crónicas (las cardíacas, el cáncer, la diabetes, la artritis, etcétera) son consecuencia de los niveles elevados de eicosanoides malos derivados del ácido araquidónico. De hecho, si se le inyectan a un conejo grandes cantidades de este ácido, el animal morirá al cabo de unos minutos.

¿Y dónde encontramos niveles excesivos de ácido araquidónico? En las carnes rojas grasas, en las yemas de huevo, y en la carne de las vísceras, como el hígado o los riñones. Por eso, del mismo modo que debes evitar las grasas saturadas, también debes reducir al máximo estas fuentes alimenticias de grasa que son ricas en ácido araquidónico.

Pero no basta con reducir el consumo de alimentos ricos en ácido araquidónico. También hay que evitar comer demasiadas grasas poliinsaturadas de otro tipo, es decir, las conocidas como ácidos grasos esenciales omega-6, ya que una ingestión excesiva de este tipo de grasas poliinsaturadas podría llegar a sobrecargar tu organismo y obligarlo a producir demasiados eicosanoides «malos», creando una cascada hormonal que socavaría en gran medida tus esfuerzos por lograr la supersalud (véanse los capítulos 4 y 12 sobre los eicosanoides en *Dieta para estar en la Zona*). Esto se debe a que unos niveles excesivos de ácidos grasos omega-6 (sobre todo si van acompañados de unos niveles elevados de insulina) pueden elevar los niveles de ácido araquidónico.

¿Cuáles son las fuentes ricas en ácidos grasos omega-6? Los aceites vegetales como el de girasol, el de soja y el de cártamo. La posibilidad de obtener todos los ácidos grasos omega-6 comiendo niveles adecuados de proteína baja en grasa hace que debas limitar en tu dieta cualquier fuente que te dé cantidades adicionales de ácidos grasos omega-6.

Lo que tu cuerpo realmente necesita son cantidades adecuadas de otro tipo de grasas poliinsaturadas, los ácidos grasos omega-3, y sobre todo del ácido graso más importante de esta familia, el ácido eicosa-pentaenoico (AEP o EPA), que contribuye a que el organismo evite la misma cascada hormonal negativa que puede desencadenar el consumo excesivo de ácidos grasos omega-6. Si mantienes bajo el consumo de estos ácidos grasos, no necesitarás tanto EPA (probablemente entre 200 y 400 mg al día). La mejor fuente de EPA es el pescado (el salmón es el más rico). Comer cantidades adecuadas de EPA tiene que convertirse en un objetivo prioritario de tu dieta. Y si no te gusta el pescado, siempre puedes hacer lo mismo que hacía tu abuela para obtener ese EPA: tomar aceite de hígado de bacalao.

Pero si limitas las cantidades de grasa saturada y de ácido araquidónico, moderas las cantidades de grasas poliinsaturadas omega-6 y tomas cantidades relativamente pequeñas de ácidos grasos esenciales omega-3, como el EPA, ¿qué tipo de grasa necesitarás comer para quemar grasa? La respuesta es la grasa monoinsaturada. Es una grasa hormonalmente neutra. No tiene efectos adversos sobre la fluidez de las membranas ni sobre los eicosanoides, se encuentra fácilmente y sabe muy bien. Las mejores fuentes de grasa monoinsaturada son las aceitunas, el aguacate (sobre todo en forma de guacamole) y algunos frutos secos como las nueces de macadamia, los pistachos, las almendras y los anacardos. Además, utiliza siempre aceite de oliva. Por otro lado, ¿quién pondría reparos al concepto de comer nueces de macadamia, almendras, guacamole y aceitunas para quemar el exceso de grasa en el cuerpo?

Al igual que sucede con los bloques de hidratos de carbono y de proteínas, también hay bloques de grasa. Un bloque de grasa se compone sólo de 3 g de grasa, lo que equivale a una nuez de macadamia o a ⅓ de cucharadita de aceite de oliva. (Consideramos que 1 bloque de grasa está formado por 1,5 g de grasa cuando la fuente proteica no está absolutamente libre de grasa. De esta forma la grasa total que vamos a ingerir será de 3 g.) Como puedes ver, este programa no se basa en comer grasas con glotonería, sino en la manera de utilizar cantidades controladas de grasa para conseguir ajustar al máximo lo que yo llamo el carburador hormonal.

Y una vez que aprendas a utilizar el carburador hormonal tendrás la verdadera clave para el dominio de la Zona.

5

Tu carburador hormonal

Para alcanzar la Zona debes mantener la insulina bajo un estricto control. No tiene que estar demasiado alta ni demasiado baja. Se parece mucho al carburador de un coche, que equilibra la gasolina y el aire que entran en el motor. ¿Has probado alguna vez conducir un coche sólo con gasolina o sólo con aire? Es imposible. Para que el motor funcione necesitas una combinación de ambas cosas. Cuanto mejor controles la proporción de gasolina y aire, menos desgaste sufrirá el motor y el coche podrá hacer muchos más kilómetros.

Pues bien, en principio, tu cuerpo actúa de manera muy parecida. No puedes hacerlo funcionar sólo con hidratos de carbono o con proteína. Necesitas un carburador hormonal. Lamentablemente, el cuerpo no lo lleva del todo instalado y es aquí donde entra en juego la dieta de la Zona. Con este método podrás controlar la insulina, todos los órganos funcionarán mejor y tu cuerpo hará muchos más «kilómetros».

Como no existen dos personas iguales, las proporciones adecuadas de proteína e hidratos de carbono de este carburador hormonal humano variarán de unos a otros, pero hay unos límites que son los mismos para todo el mundo, basados en la proporción de hidratos de carbono promotores de insulina y de proteína absorbible que se consume en cada comida.

Para la gran mayoría de individuos, el mejor rendimiento de este carburador se consigue con una proporción de 1:1 por lo que se refiere a bloques de hidratos de carbono y de proteína (así se eligieron los tamaños de los bloques para las proteínas y los hidratos de carbono). Ningún carburador hormonal se aleja demasiado de esta proporción y en el capítulo 7 te enseñaré a hacer los pequeños ajustes que puedas necesitar.

Pero lo primero que tienes que aprender es a mantener este carburador. Como ocurre con todas las ciencias, cuanto más preciso seas, mejores resultados obtendrás. Ahora bien, podrás confiar mucho en la vista para saber si estás manteniendo o no esta proporción. A eso se debe que yo llame a esta técnica el método visual. Aunque no es tan exacto como el método de bloques que describiré más adelante, el método visual es muy fácil de seguir, sobre todo cuando comas fuera de casa. Sea cual sea la cantidad de proteína baja en grasa que pienses comer, deja que sea el tamaño (y sobre todo el volumen) el que decida la cantidad de hidratos de carbono que vas a tomar en una comida. Si piensas tomar hidratos de carbono *desfavorables* (cereales, almidones, pasta, pan, etcétera), tienes que tomar el mismo volumen de proteína baja en grasa que vayas a comer. Si te decides por los hidratos de carbono *favorables* (frutas y verduras), dobla entonces el volumen de la porción de proteína baja en grasa. Con este método no obtendrás la misma precisión del control hormonal que con el método de los bloques, pero, al menos, tu carburador no estará nunca demasiado desajustado.

Ahora, pasemos al método de los bloques. Una proporción 1:1 en bloques de proteína e hidratos de carbono equivale a 7 g de proteína por cada 9 g de hidratos de carbono promotores de insulina (una proporción de aproximadamente 0,75). No te dejes atemorizar por las matemáticas. Si sigues las técnicas que se dan en este bloque, conseguir el equilibrio hormonal que conlleva esta proporción te saldrá de forma natural, a la vez que te resultará muy fácil hacer los ajustes necesarios. Y uno de los ajustes más importantes es añadir grasa.

Por cada bloque de proteína y de hidratos de carbono que consumas, deberás añadir un bloque de grasa. Esto no supone añadir mucha grasa, ya que un bloque de grasa viene definido por 1,5 g de grasa, pero esta grasa añadida (sobre todo la monoinsaturada) será un factor clave para mantener correctamente el funcionamiento de tu carburador hormonal. Es como ir a un restaurante chino. Elige un producto de la columna A (bloques de proteína), un producto de la columna B (bloques de hidratos de carbono), y uno de la columna C (bloques de grasa).

Cuando hayas terminado de elaborar el menú, verás que el número de bloques de proteína, de bloques de hidratos de carbono y de bloques de grasa en el plato serán iguales. Aquí tienes, pues, la regla de los bloques para prepararte un menú en la Zona: en cada comida consume siempre el mismo número de bloques de proteína, de hidratos de carbono y de grasa.

Dado que un bloque de hidratos de carbono (9 g) es más grande que un bloque de proteína (7 g), en los menús de la dieta de la Zona siempre tomarás más hidratos de carbono que proteína. Por lo tanto, no puede decirse que la dieta de la Zona sea una dieta baja en hidratos de carbono. Del mismo modo, como en esta dieta tampoco se consumen hidratos de carbono en exceso, no puede decirse que sea rica en estos componentes. Creo que la única manera de describir la dieta de la Zona es decir que es una dieta moderada en hidratos de carbono. Además, como los bloques de grasa son muy bajos en grasa total, no puede decirse que se trate de una dieta rica en grasa. En realidad, la cantidad total de grasa en la dieta de la Zona es muy baja en gramos absolutos de grasa.

La clave auténtica para comprender la dieta de la Zona es la moderación: ni demasiado ni demasiado poco. Ni demasiada proteína ni demasiada poca, ni demasiada grasa ni demasiada poca, ni demasiados hidratos de carbono ni demasiado pocos.

Casi todas las dietas están formuladas de forma que te permiten ser un glotón. Los defensores de las dietas ricas en proteína te dirán que comas toda la proteína y grasa que desees, pero que reduzcas drásticamente los hidratos de carbono. Los defensores de las dietas ricas en hidratos de carbono te dirán que comas todos los hidratos de carbono que quieras, pero que reduzcas drásticamente la grasa. La Zona se halla entre esos dos extremos.

El control de la insulina es un factor clave para alcanzar la Zona, pero no tienes por qué renunciar a los hidratos de carbono para lograr ese objetivo siempre y cuando estés dispuesto a prestar especial atención a la proporción de bloques de hidratos de carbono y de proteína que consumes en cada comida. De hecho, en un estudio clínico realizado en la Universidad de Ginebra en 1996, la pérdida de grasa de los pacientes que seguían una dieta muy similar a la de la Zona fue idéntica a la que perdieron los que seguían una dieta mucho más estricta con los hidratos de carbono, aun cuando los niveles de insulina eran mucho más bajos en los segundos. A eso se debe que la dieta de la Zona se base mucho más en el equilibrio que en la eliminación. Cuando los niveles de insulina bajan excesivamente, enseguida se presentan muchos de sus efectos secundarios negativos (fatiga debida a la pérdida de electrolitos, irritabilidad, estreñimiento, pérdida de masa muscular, etcétera), derivados de las dietas ricas en proteína típicas de los años setenta. Por eso, el equilibrio constante entre la proteína y los hidratos de carbono en cada comida es tan importante en la dieta de la Zona.

En muchos aspectos, es posible comparar las dietas extremas de hoy en día con los primeros tiempos de la píldora anticonceptiva, cuando se pensaba que, para inhibir la ovulación, era necesario ingerir grandes cantidades de hormona. Ahora sabemos que con cantidades mucho más pequeñas se obtienen los mismos resultados. Así, la reducción drástica de hidratos de carbono aumenta la insulina, pero no tendrás que reducirlos tanto para perder la grasa corporal que te sobra si prestas más atención a tu carburador hormonal, el cual está controlado, como ya sabes, por la proporción de proteína e hidratos de carbono de los alimentos que comes.

¿Y qué ocurre con las calorías? ¿No cuentan para nada? Cuentan y no cuentan. Permíteme que te lo explique. El pensamiento calórico dice: «Una caloría es una caloría», y dado que un gramo de grasa tiene más del doble de calorías que un gramo de hidratos de carbono, la manera más rápida de reducir el consumo de calorías es reducir drásticamente el consumo de grasas. Pero el pensamiento hormonal argumenta: «Una caloría de grasa tiene un efecto hormonal diferente del de una caloría de proteína, que a su vez tiene un efecto hormonal distinto que una caloría de hidratos de carbono». Así, en la dieta de la Zona, no es el número de calorías lo que importa sino su efecto hormonal.

Esto quedó demostrado en un estudio clásico realizado por Kekwick y Pawan en el hospital de Middlesex de Londres hace unos cuarenta años. En condiciones de internamiento hospitalario, se compararon distintas dietas de 1.000 calorías diarias para ver su efecto en la pérdida de peso. Si la pérdida de peso hubiera sido sólo una cuestión de calorías, entonces pese a la composición de las calorías, todos los pacientes habrían experimentado la misma pérdida. Sin embargo, con una dieta de 1.000 calorías diarias compuesta de un 90% de hidratos de carbono, los pacientes ganaban peso, mientras que lo perdían con todas las otras dietas del mismo número de calorías que tuviesen un menor contenido de hidratos de carbono.

El carburador hormonal se ocupa también de controlar las calorías que consumes. La evolución nos ha dotado con unos mecanismos únicos de control hormonal que nos dicen cuándo debemos parar de consumir calorías. La hormona clave que desarrolla este papel se llama colecistoquinina, o CCQ, y la grasa es su estimulador principal. Como ya he dicho en el capítulo 4, si reducimos la grasa en una comida, provocamos un cortocircuito en la hormona que nos ordena «dejar de comer».

¿Te suena todo esto? Si sigues una dieta rica en hidratos de carbono y baja en grasa, probablemente sí. ¿Te sientes hambriento continuamente? ¿Crees que no tienes la suficiente fuerza de voluntad para dejar de comer? Para dejar de ingerir calorías no necesitas fuerza de voluntad, necesitas la ciencia y el conocimiento que encontrarás en la dieta de la Zona.

Pero no olvides que esto no es una incitación a hincharte de comer calorías. El consumo excesivo de calorías, independientemente de lo bien equilibradas que estén en el aspecto hormonal, te llevará a una acumulación excesiva de grasa corporal. Sin embargo, si te mantienes fiel a tu fórmula de proteína (desarrollada en el capítulo 2), te resultará prácticamente imposible consumir demasiadas calorías en la dieta de la Zona debido a todos los sistemas de control hormonal que estás poniendo en juego para detener el consumo en exceso de calorías en total.

De hecho, la dieta de la Zona es una dieta baja en calorías: oscila entre las 1.000 y las 1.600 al día para la mayoría de las personas. ¿Hay alguna razón para que deba resultarte complicado alcanzar este número aparentemente bajo de calorías en la dieta de la Zona? No, porque, paradójicamente, la principal queja de quienes siguen esta dieta es que no pueden acabarse toda la comida, sobre todo si están tomando la mayor parte de sus bloques de hidratos de carbono en forma de hidratos de carbono favorables (frutas y verduras con sus hidratos de carbono de baja densidad). Pero para que se entienda esta aparente paradoja, creo que tendré que explicarme con más detalle.

Como ya dije en la *Dieta para estar en la Zona*, el varón estadounidense típico tiene, en uno u otro momento, 100.000 calorías de grasa corporal almacenada. Para decirlo de otro modo, este número de calorías equivale a tomar 1.700 panqueques o crepes, lo cual es muchísima comida.

Las calorías que necesitas ya las tienes en el cuerpo. Lo único que precisas es una tarjeta de crédito para irlas consumiendo. Esta es una manera de concebir el carburador hormonal, como una tarjeta de crédito que te ayudará a eliminar algunos de esos «panqueques grasos» de tu cuerpo. Si tu tarjeta de crédito hormonal es correcta, no tendrás que comer tantas calorías para que tu cuerpo cubra sus necesidades calóricas diarias. Esto se debe a que el resto de calorías que precisas para cubrir tus necesidades energéticas procederá de esos «panqueques grasos» (tener la tarjeta de crédito hormonal correcta presupone que estás en la Zona). En cambio, si no lo es (porque sigues una dieta rica en hidratos de carbono), necesitarás tomar más calorías. Y esos 1.700 o más «panqueques grasos» que ya están en tu cuerpo, seguirán en él.

Esta tarjeta de crédito hormonal también te permite mantener unos niveles relativamente constantes de azúcar en la sangre, liberando del hígado los hidratos de carbono almacenados. El resultado final es que podrás mantener unos niveles altos de agudeza y concentración mental y falta de apetito, debido a que el cerebro obtendrá todo el azúcar en la sangre que necesita para su rendimiento óptimo. Por eso, cuando ajustes tu carburador hormonal, tendrás acceso continuo a la grasa corporal almacenada, tu mente se mantendrá en la máxima alerta mental y no tendrás hambre entre las cuatro y las seis horas después de haber comido. ¿Crees que merece la pena controlar ese carburador hormonal en cada comida? Me gustaría pensar que sí, a menos que prefieras sufrir siempre de pereza mental, tener un rendimiento deficiente a lo largo de todo el día y arriesgarte a estar obeso el resto de tu vida.

Como es lógico, sólo querrás recurrir a tu cuenta bancaria de calorías hasta que alcances el peso ideal. Una sencilla regla empírica es que tu peso como adulto debe ser el que tenías a los dieciocho años. Una estimación aún mejor del peso ideal se encuentra en las viejas Metropolitan Life Tables (las de 1959, por ejemplo) que relacionan el peso y la estatura. Pero a medida que los estadounidenses han ido engordando, los pesos recomendados en dichas tablas han ido aumentando, por lo que las antiguas son mejores que las nuevas.

En realidad, el peso ideal no existe, pero sí el porcentaje de grasa corporal. Éste debe ser del 15% en los hombres y del 22% en las mujeres. En el caso de que tengas alguna pregunta que hacerte sobre tu grasa corporal, desnúdate delante de un espejo. Si eres un hombre y no ves «la curva de la felicidad», probablemente estarás cerca del 15% de grasa corporal. Si eres una mujer y no tienes «celulitis», probablemente rondarás el 22% de grasa corporal. En el Apéndice C encontrarás unas sencillas tablas para determinar tu porcentaje de grasa corporal.

La dieta de la Zona está pensada como si ya tuvieras tu porcentaje ideal de grasa corporal porque, llegados a este punto, lo que estarás haciendo es mantener tu masa corporal magra y ya habrás utilizado tus «panqueques grasos». Cuando tienes ese porcentaje ideal no cambias de dieta porque has estado comiendo como si ya lo hubieses tenido desde el primer día. Dado que la dieta de la Zona está controlada por tus necesidades proteicas, la única vez que deberás variar el consumo de proteína será cuando cambies de nivel de actividad o veas una alteración importante en tu masa corporal magra.

¿Se puede lograr un porcentaje aún más bajo de grasa corporal? Claro que sí y deberías intentarlo, pero te costará más esfuerzo, es decir, más ejercicio. ¿Hay algún límite en el que tu grasa corporal pueda ser demasiado baja? Por supuesto que sí. Para la mayoría de los hombres ese límite ronda en el 7% y para las mujeres en el 13%, más o menos, pero las personas que lo alcanzan son atletas de elite. Por debajo de estos niveles de grasa corporal, el rendimiento deja de ser el adecuado. Las personas que tengan estos niveles tan bajos deberán ingerir más calorías para impedir que ese porcentaje caiga por debajo de un nivel en el que su rendimiento se vería comprometido.

¿Cómo pueden aumentar esas personas sus calorías? ¿Añadiendo más proteína a la dieta? No exactamente, ya que su ingestión de proteína es la adecuada para mantener su masa corporal magra. ¿Añadiendo más hidratos de carbono? Tampoco, porque de hacerlo así, aumentarían su nivel de insulina y destruirían el delicado carburador hormonal que intentan mantener.

¿Qué les queda, pues? La respuesta es añadir más grasa a la dieta. Sí, más grasa. La grasa extra actúa como un lastre calórico que ayuda a sumar calorías a la dieta y a mantener un porcentaje de grasa corporal en el que el rendimiento sea óptimo. De hecho, algunos de los atletas de elite con los que trabajo necesitan aproximadamente un 60% de sus calorías para mantener un rendimiento máximo, aunque para la mayoría, su contenido de grasa en la dieta de la Zona será aproximadamente de un 40 a un 45% total de calorías. Esta grasa adicional deberá ser principalmente grasa monoinsaturada, aunque en el caso de que su grasa corporal empezara a aumentar por encima de un determinado nivel, podrían reducir la cantidad de grasa alimenticia añadida que hubieran empezado a tomar para que su grasa corporal se mantuviera al nivel en el que rindieran mejor.

Antes de empezar a comprar tarros de nueces de macadamia o botellas de aceite de oliva, recuerda que estamos hablando de individuos muy delgados y deportistas. Por eso, aquí te ofrezco una regla sencilla para determinar el nivel de grasa corporal. Si eres hombre y no se te ve la «curva de la felicidad», como ya he dicho antes, tendrás un 15% de grasa corporal. Si al levantar un brazo te ves las costillas, un 13%, y si te ves los músculos abdominales, tu grasa corporal será de un 10%.

Para las mujeres se aplican los mismos criterios, pero añadiéndole a las cifras anteriores para cada nivel de grasa corporal un 7% más. Cuando te veas los abdominales, tanto si eres hombre como si eres mujer, tendrás que empezar a añadir grasa a tu dieta.

Y esta es la única diferencia entre las dietas diseñadas para los atletas olímpicos y los diabéticos de tipo II. Los atletas olímpicos necesitarán más proteína (debido a que tienen más masa corporal magra y sus niveles de actividad física son más elevados) y más grasa (para mantener su porcentaje de grasa corporal a un nivel ideal). Aparte de eso, sus dietas son prácticamente las mismas. En el capítulo 9, «Las recetas de la Zona», hablaré de estas dietas con más detalle.

Así pues, ¿cómo debes prepararte tus menús con la proporción ideal de bloques de proteína, hidratos de carbono y grasa para mantener controlada la insulina como si fuera una droga? En el capítulo siguiente te enseñaré a hacerlo pasando un día en la Zona.

6

Un día en la Zona

Para preparar menús en la Zona debes partir de tu fórmula personal de proteína. Toma los bloques de proteína que necesites en el transcurso de un día y repártelos a lo largo de él como si fuera un medicamento recetado por el médico. Tu plan dietético diario estará formado por tres comidas y dos tentempiés (los tentempiés se compondrán de un bloque cada uno).

Otra clave de la Zona es el horario: nunca dejes pasar más de cinco horas sin una comida o un tentempié de la Zona. El cuerpo necesita tomar alimentos siguiendo un horario relativamente preciso, como si de una medicina se tratara. Este horario mantendrá el equilibrio hormonal adecuado a lo largo de todo el día. Así, por ejemplo, si desayunas a las siete de la mañana, deberás almorzar al mediodía como mucho. Dado que mucha gente cena a las siete de la tarde, deberás añadir una merienda de un bloque como «retoque» hormonal. Finalmente, necesitarás otro «retoque» hormonal antes de acostarte, ya que te espera un ciclo de ocho horas de sueño.

Este refrigerio de última hora es muy importante, porque prepara el cuerpo para un funcionamiento hormonal correcto que facilite todos los procesos de recuperación que tienen lugar durante la noche. Además, impide que se produzcan hipoglucemias nocturnas, debidas a que el cerebro sigue necesitando un aporte de energía durante toda la noche. De hecho, el mejor momento para comer es cuando no se tiene hambre, lo cual significa que se están manteniendo los niveles de azúcar. Es como decidir cuál es el mejor momento para tomarse los medicamentos contra la hipertensión: cuando la presión de la sangre todavía está controlada.

En el momento en que sepas cuáles son las necesidades de tu bloque de proteína, lo único que deberás hacer será recordar el tamaño de los bloques de las fuentes de proteína que te gusta comer. Memorízalas según el Apéndice B y utiliza los dedos para controlarlos en cada comida. Y dado que necesitas el mismo número de bloques de hidratos de carbono que de bloques de proteína, puedes contarlos con la otra mano. Lo único que deberás hacer es asegurarte de que estos bloques estén siempre equilibrados.

Digamos, por ejemplo, que tomas cuatro bloques de proteína en cada comida y un bloque en cada tentempié (la cantidad normal para el varón estadounidense típico). Entonces, tu programa de comidas quedará de la siguiente manera:

	Desayuno	Almuerzo	Merienda	Cena	Antes de acostarse
Bloques de proteína	4	4	1	4	1

Ahora, por cada bloque de proteína añade, en cada comida, un bloque de hidratos de carbono. Una vez que lo hayas hecho, tu programa de comidas quedará como sigue:

	Desayuno	Almuerzo	Merienda	Cena	Antes de acostarse
Bloques de proteína	4	4	1	4	1
Bloques de hidratos de carbono	4	4	1	4	1

Hasta aquí parece muy fácil, pero ahora viene la parte que a muchas personas les cuesta más entender. Tienes que añadir grasa, sobre todo si quieres perder el exceso de grasa corporal que tienes en el cuerpo. Por paradójico que parezca, si comprendes la teoría hormonal, verás que es verdad. Si realmente quieres controlar la insulina, siempre tendrás que añadir un poco de grasa a tus comidas.

Pero recuerda que sólo debes comer la grasa añadida necesaria para ajustar tu carburador hormonal. Ahora ya puedes completar tu cuadro dietético.

	Desayuno	Almuerzo	Merienda	Cena	Antes de acostarse
Bloques de proteína	4	4	1	4	1
Bloques de hidratos de carbono	4	4	1	4	1
Bloques de grasa	4	4	1	4	1

Si reduces todo lo que comes a unos bloques alimenticios previamente calculados, tendrás una forma precisa y matemática de ajustar el carburador hormonal basada en los alimentos que te gusten y que por tanto comerás. No se tratará de los alimentos que otra persona quiera que comas, sino de la comida que realmente necesitas tomar cada día. Además, todo se apoyará en tu fórmula personal de proteína y, como puedes ver, construir los menús de la Zona es muy fácil.

Para demostrarte lo sencillo que es, vamos a examinar algunos ejemplos de cuatro bloques de proteína, hidratos de carbono y grasa.

Entre las opciones para los cuatro bloques de proteína tenemos: 120 g de pechuga de pollo sin piel, o 180 g de lenguado, o 1 taza de sucedáneo de huevo, o incluso 360 g de tofu firme, toda ellas elecciones muy recomendables, ya que cada una contiene cuatro bloques de proteína. También quisiéramos incluir aquí el beicon, para poner un ejemplo de proteína alta en grasa, aunque para obtener la cantidad que necesitarías si lo eligieras como proteína deberías tomar catorce tiras, lo que en mi opinión no es la mejor elección de proteína que se puede hacer, debido a que, en primer lugar el beicon no es denso en proteína y, en segundo, porque contiene mucha grasa saturada.

Ahora que ya has elegido la proteína para tu menú, ha llegado el momento de escoger los hidratos de carbono que contengan cuatro bloques.

En este caso, al igual que sucede con el beicon, una barra de chocolate no será la mejor opción, aunque contenga cuatro bloques de hidratos de carbono. Pero si piensas que no es la fuente de hidratos de carbono que te conviene, ¿qué te parecen 60 g de pasta cruda? Si te decides por la pasta, tus cuatro bloques no serán mucha comida, ya que tan sólo 60 g de pasta agotarán el lote asignado de hidratos de carbono para esa comida. ¿Puedes encontrar algo que te satisfaga más que el chocolate o la pasta? Claro que sí. ¿Qué te parece el contenido de tres bolsas de verduras variadas? Aunque parezca mucha comida y, ciertamente lo es, su alto contenido en fibra significa que esas verduras contienen la misma cantidad de hidratos de carbono promotores de insulina que los 60 g de pasta.

Nadie que esté en su sano juicio se comerá esa cantidad de verdura, pero sirve para ilustrar las diferencias entre las densidades de los hidratos de carbono promotores de insulina de distintas fuentes alimentarias. Del mismo modo, un plato entero de fruta o abundante ensalada también contienen los cuatro bloques de hidratos de carbono promotores de insulina.

Si bien la mayoría de las personas elegirán sólo una fuente de proteína por comida, a muchas les gustará mezclar y combinar los hidratos de carbono. Lo único que deberás vigilar es que la suma de esos hidratos de carbono no exceda los cuatro bloques. Por ejemplo, puedes comer ¼ de taza de pasta hervida, 2 tazas de verdura al vapor y ½ taza de uvas. Esto son cuatro bloques de hidratos de carbono. O una ensalada grande con unas pocas hortalizas, una taza de verdura al vapor y varias piezas de fruta. En cada caso estarás utilizando bloques para construir la cantidad necesaria de hidratos de carbono promotores de insulina e igualar la cantidad de proteína baja en grasa a fin de ajustar al máximo tu carburador hormonal.

Si piensas desde el punto de vista hormonal, ya sabes que para quemar grasa se necesita grasa. Por eso, deberás añadir un poco de grasa adicional a cada comida. Has de tener presente que la grasa tiene algunas consecuencias hormonales muy importantes, pero en la dieta de la Zona lo que queremos es reducir al máximo la grasa saturada. Es por eso por lo que la proteína alta en grasa como el beicon no tiene sentido. Si utilizas proteína baja en grasa, podrás añadir grasa monoinsaturada para que tu carburador hormonal rinda al máximo. Hay muchos alimentos que contienen grasa monoinsaturada. Empecemos con la fuente más rica del mundo en grasa monoinsaturada, las nueces de macadamia. De hecho, son bolitas de grasa pura. Otros frutos secos ricos en grasa monoinsaturada son los pistachos, los anacardos y las almendras. Esto nos lleva a las mantequillas de frutos secos como la mantequilla de almendra. Pregunta a muchos chefs de categoría y te dirán que siempre cocinan con mantequilla de almendra en vez de cocinar con mantequilla de leche de vaca. No se quema y tiene un gusto excelente. Además, dos cucharaditas de mantequilla de almendra equivalen a cuatro bloques de grasa. Si no te gustan los frutos secos ni la mantequilla de almendra, prueba las aceitunas. Doce aceitunas equivalen a cuatro bloques de grasa. O un aliño de cuatro cucharaditas de aceite de oliva y vinagre. Y finalmente siempre está el aguacate, sobre todo en forma de guacamole. Dos cucharadas de guacamole equivalen a cuatro bloques de grasa.

Vamos a volver a las cifras a fin de construir menús equilibrados para una persona que necesite cuatro bloques. Uno de ellos puede consistir en catorce tiras de beicon y una barra pequeña de chocolate (como es natural, no deberás añadir ninguna grasa extra a esta elección). Probemos con una opción mejor, como 120 g de pechuga de pollo sin piel (cuatro bloques de proteína), 60 g de pasta (cuatro bloques de hidratos de carbono) y cuatro nueces de macadamia (cuatro bloques de grasa). Desde el punto de vista hormonal es un menú correcto, pero los hidratos de carbono elegidos no contienen demasiadas vitaminas y minerales y la cantidad es pequeña. ¿Y si sustituimos la mitad de un plato lleno de fruta por la mitad de la pasta? Este menú sigue siendo de cuatro bloques de hidratos de carbono, pero ahora contiene más vitaminas. Cada vez estamos más cerca. ¿Y si sustituimos la pasta restante por dos tazas de verdura al vapor, y en lugar de las cuatro nueces de macadamia pones doce aceitunas en tu menú para tener grasa monoinsaturada?

Un menú muy nutritivo para todo el mundo y que, sin embargo, contiene menos de 400 calorías, suponiendo que te comas toda la verdura. ¿Entiendes ahora por qué tu abuela te decía que te acabaras la verdura? Si cada vez que comes, lo que tomas está hormonalmente equilibrado, tendrás que comer cada vez una cantidad suficiente de hidratos de carbono promotores de insulina para equilibrar la proteína.

¿Y si eres vegetariano? Sustituye los 120 g de pechuga de pollo por los 360 g de tofu firme y saltea las verduras en una sartén, adornándolas con doce aceitunas. Luego, como postre, tómate varias piezas de fruta. Es fácil.

Y, como ya habrás tenido ocasión de observar, si utilizas los bloques, no deberás preocuparte por las matemáticas y comerás los alimentos que te gusten. Lo único que tendrás que hacer será mantener el equilibrio de los bloques en cada comida. Recuerda también que la mayoría de las personas suelen alimentarse de unos veinte productos distintos, con los cuales componen los menús que se toman cada día. Por eso, lo único que tendrás que hacer es recordar el tamaño del bloque de cada producto que quieras comer y comértelo. A partir de esos veinte productos podrás construir un número infinito de menús.

Recuerda, además, que tus necesidades de proteína en cada comida son las que dictarán la cantidad de hidratos de carbono para que no secretes demasiada insulina. Facilítate esta tarea utilizando la siguiente tabla de una sola línea:

PLATO DE PROTEÍNA	ENSALADA	ALCOHOL	PLATO DE HIDRATOS DE CARBONO	POSTRE
_____	_____	_____	_____	_____

Plantilla para confeccionar un menú simplificado de la Zona.

Anota el número de bloques de proteína que piensas tomar en cada comida. Luego empieza a planificar el número de hidratos de carbono de ese menú. Si quieres incluir en él una sabrosa ensalada, recuerda que tendrá que equivaler a un bloque de hidratos de carbono. Si quieres tomar algo de alcohol (vino, cerveza o un cóctel), anota el número de bebidas que piensas consumir. En cuanto a los postres, anota el número de hidratos de carbono que van a contener. Recuerda que la fruta fresca es siempre el mejor postre que existe.

Suma todos estos bloques de hidratos de carbono de la ensalada, el alcohol y el postre y réstalos de los bloques de proteína. El resultado que obtendrás serán los hidratos de carbono que te quedan para el plato principal. Como es obvio, si piensas beber mucho vino y tomarte un postre, tal vez te queden pocos hidratos de carbono (o acaso ninguno) para el plato principal pero, al menos, tendrás un control completo de cómo estructurar un menú.

Jill Sullivan ha sugerido una plantilla ligeramente más detallada para construir un menú en la Zona. (Esta plantilla también aparece en el Apéndice D.)

	PROTEÍNA	HIDRATOS DE CARBONO	GRASA AÑADIDA
Ensalada			
Plato de proteína			
Plato de hidratos de carbono			
Postre			
Alcohol			
Total			

**Plantilla para confeccionar un menú
detallado de la Zona.**

Por cada componente del menú que tengas previsto preparar, pon el número adecuado de bloques en las diversas categorías. Cuando sumes todos los bloques, tendrán que estar en una proporción de 1:1:1. Digamos que quieres empezar la comida con una ensalada. Si es una ensalada muy nutritiva (véanse los ejemplos del Apéndice B), constituirá un bloque de hidratos de carbono. Si quieres añadir algún aliño, suma en la misma categoría el número de bloques de grasa contenido en ese aliño. Si tienes pensado acompañarla con un poco de alcohol (un vaso de vino), pon el número total de bloques de hidratos de carbono que vayas a tomar en tu consumo total de alcohol de la columna correspondiente. Para un vaso de vino, un bloque de hidratos de carbono; para dos, dos bloques, y así sucesivamente. Y en cuanto a los postres (la fruta es un ejemplo del mejor postre), anota el número de bloques de hidratos de carbono que vaya a contener.

Tu plato de proteína estará formado casi siempre por tus requisitos de proteína. Supongamos que quieres comer 180 g de salmón. Eso serían cuatro bloques de proteína. Finalmente, lo que te faltará será determinar el tamaño de tu plato principal de hidratos de carbono, que suele estar compuesto de vegetales, o cereales o almidón. La cantidad de ensalada más alcohol y más postre que pienses tomar, restada de la cantidad de proteína, te dará el tamaño del primer plato de hidratos de carbono.

Veamos pues cómo quedará sobre la plantilla de la Zona este menú hipotético compuesto de 180 g de salmón, un vaso de vino, una ensalada completa aliñada con una cucharadita de aceite de oliva y vinagre, 1 taza y media de brécoles hervidos y ¾ de taza de arándanos frescos como postre.

	PROTEÍNA	HIDRATOS DE CARBONO	GRASA AÑADIDA
Ensalada	0	1	1
Plato de proteína	4	0	0
Plato de hidratos de carbono	0	1	0
Postre	0	1	0
Alcohol	0	1	0
Total	4	4	1

Tomando de ejemplo esta plantilla verás que los bloques de proteína y de hidratos de carbono están equilibrados, aunque todavía te has quedado algo corto en la grasa. Añade tres cucharaditas de almendras picadas por encima del salmón, o una cucharada de aceite de oliva, y obtendrás todos los bloques en una proporción de 1:1:1:, un menú perfecto de la Zona.

Si siempre se utiliza esta simple plantilla, es prácticamente imposible no construirse un menú de la Zona, ya que evita que uno se exceda en el consumo de hidratos de carbono (sea cual sea su fuente) con relación a la cantidad de proteína en cada comida. Además, la plantilla te recuerda que tienes que añadir la suficiente grasa extra para obtener la mejor respuesta hormonal durante las seis horas siguientes después de haber comido.

Para mostrarte lo fácil que es, en la Tabla 6.1 enumero una serie de menús pensados para una persona que necesite cuatro bloques de proteína en cada comida.

PROTEÍNA	HIDRATOS DE CARBONO	GRASA AÑADIDA
180 g de pescado	2 tazas de verdura al vapor 1 pieza de fruta	4 cucharaditas de almendras troceadas o de aceite de oliva (mezcladas con las verduras)
120 g de pechuga de pollo	1 ensalada abundante con dos tomates y dos pimientos 1 taza de verdura al vapor 1 pieza de fruta	4 cucharaditas de vinagreta para el aliño
2 hamburguesas de soja	2 tazas de vegetales al vapor 1 pieza de fruta ¼ de taza de pasta hervida	2 cucharadas de guacamole
1 taza de requesón desnatado	1½ tazas de copos de avena hervidos	4 nueces de macadamia
Tortilla hecha con 6 claras de huevo y 30 g de queso sin grasa	¼ de melón francés 1 taza de fresas 1 taza de uvas	1½ cucharaditas de aceite de oliva (para hacer la tortilla)

Tabla 6.1 Menús de la Zona de cuatro bloques

Los hidratos de carbono de cada uno de estos cinco menús pueden modificarse hasta el infinito, ya sea cambiando la composición del plato principal de hidratos de carbono, ya sea reduciendo su cantidad y añadiendo ensaladas, bebidas alcohólicas o postres. Esto se hace con la ayuda de la plantilla de comidas en la Zona. Examinemos, por ejemplo, el primer menú de la tabla 6.1; el número de bloques aparece entre paréntesis.

	Proteína	Hidratos de carbono	Grasa añadida
Ensalada	-	-	-
Plato principal de proteína	180 g de pescado (4)	-	-
Plato principal de hidratos de carbono	-	2 tazas de verdura al vapor (2)	4 cucharaditas de almendras troceadas (4)
Postre	-	1 pieza de fruta (2)	-
Alcohol	-	-	-
Total	4	4	4

Tabla 6.2 Comida típica de cuatro bloques preparada según la plantilla

Con los bloques de alimentos del Apéndice B resulta muy fácil hacer sustituciones. Además, estos cinco menús de la tabla 6.1 pueden utilizarse como desayuno, almuerzo o cena. De hecho, es raro que una persona coma más de diez menús distintos en casa. Elige los alimentos que te gusten, determina las cantidades de sus bloques y luego ajústalos a la plantilla de menús de la Zona del Apéndice D para que se enmarquen dentro de ésta.

¿Y los tentempiés de la Zona? Entre los más comunes están:

- 60 g de requesón bajo en grasa (¼ de taza o cuatro cucharadas aproximadamente), ½ pieza de fruta y tres aceitunas
- 30 g de pechuga de pavo en lonchas, una taza de fruta y tres almendras
- 90 g de tofu firme mezclado con preparado seco para sopa de cebolla, ⅓ de cucharadita de aceite de oliva, y dos tazas de verdura cruda picada
- 120 cc de vino y 30 g de queso

A mucha gente este último tentempié le parece curioso. Pero yo voy a confesarte un secreto: los franceses son muy buenos elaborando recetas de la Zona (como ya explicaré con más detalle en el capítulo 12), y el pequeño toque de grasa saturada contenido en 30 g de queso no te va a matar. Como he dicho siempre, la Zona es una dieta muy flexible, y lo que es más importante, las recetas de la Zona son comida de la buena.

Por último, quiero darte un par de consejos rápidos para cuando empieces a construirte tus menús y tentempiés. Intenta que toda la proteína que ingieras sea baja en grasa. Con ella aportarás a tu cuerpo los niveles adecuados de ácidos grasos esenciales, reduciendo al mismo tiempo el consumo total de grasa saturada. Asegúrate de que la mayor parte de los hidratos de carbono proceden de hidratos de carbono de baja densidad y de bajo índice glucémico, como las frutas y verduras. Y para terminar, cuando añadas bloques de grasa, procura que sean básicamente de grasa monoinsaturada.

Al principio, no te obsesiones con lograr una precisión absoluta. Limítate a preguntarte cómo te sientes después de cuatro o seis horas de haber comido. Si notas que tu concentración mental es buena y que no pasas hambre, es que estabas en la Zona. Por eso, en vez de obsesionarte con la construcción de un menú, presta mucha atención a lo que percibes en ti después de una comida en la Zona. La manera en cómo te sientas te dirá si esa comida era una campeona hormonal. De ser así, ponla en tu recetario de campeones hormonales y siempre podrás volver a probarla para obtener los mismos beneficios, como si fuera un medicamento.

Pero al igual que sucede con los coches, a veces necesitarás un pequeño ajuste en tu carburador hormonal, ya que las personas presentan pequeñas diferencias. En eso precisamente reside el poder de la dieta de la Zona: en la capacidad que tiene de poderse ajustar con gran precisión a cada individuo. En el capítulo siguiente te enseñaré a convertirte en un maestro de estos ajustes mecánicos.

7

Cómo ajustar tu carburador hormonal

Aquí tienes un pensamiento radical: no hay dos personas que sean iguales. Al menos, en algunos círculos dietéticos, esto pasa por ser un pensamiento radical. La dieta de la Zona se basa en las necesidades, las preferencias y los gustos individuales. Y lo que es más importante, en las matemáticas (aun cuando sean unas matemáticas simples en las que se trabaja con bloques), por lo que puede ajustarse a la genética de cada persona en concreto.

Hablo de genética porque no hay dos individuos genéticamente iguales, sobre todo por lo que se refiere a la respuesta de la insulina tras una ingestión concreta de hidratos de carbono. Los genéticamente afortunados (un 25% de la población), que tienen una baja secreción insulínica tras comer hidratos de carbono, poseen un factor «residual» más elevado, es decir, toleran más hidratos de carbono en una comida que otra persona, sin salirse de la Zona. En cambio, los individuos que tienen una respuesta muy alta a los hidratos de carbono se ven obligados a controlar estrictamente su consumo.

Estas variaciones genéticas a la respuesta insulínica producida por los hidratos de carbono se encuentran examinando los distintos grupos sanguíneos. Durante gran parte de la evolución, el ser humano no ha consumido hidratos de carbono de alta densidad como los cereales. Y como para que tengan lugar las adaptaciones genéticas, por más pequeñas que sean, se necesitan entre 10.000 y 20.000 años, no es sorprendente que las personas con los grupos sanguíneos más antiguos aún no estén genéticamente preparadas para tomarlos.

El grupo sanguíneo más antiguo es el O; en él se incluyen muchas tribus nativas, como los aborígenes australianos, los nativos hawaianos y los indios americanos, así como muchos pueblos originarios del norte de Europa. Los individuos con este grupo sanguíneo tienden a ser muy insulinosensibles a los hidratos de carbono, por lo que una dieta que los contenga en abundancia (sobre todo si es a base de cereales con un alto contenido en gluten como el trigo, utilizado para hacer pan y pasta), suele ser un desastre hormonal para ellos.

Los grupos sanguíneos AB y B representan variaciones genéticas más recientes; por lo tanto, esos individuos tienen una reacción insulínica ligeramente menor al consumo de hidratos de carbono, pero si los toman en exceso no están fuera de peligro. Y por último, los individuos con el grupo sanguíneo A representan a los genéticamente afortunados que pueden tolerar mayores cantidades de hidratos de carbono sin llegar a una producción excesiva de insulina. Dentro de 20.000 años tal vez todos seamos genéticamente afortunados pero, de momento, eso no es así.

Por lo tanto, ¿como debes empezar a ajustar el carburador hormonal? En primer lugar, sabiendo cuándo lo está. Si has tomado una comida hormonalmente correcta, no tendrás ganas de comer en las cuatro o cinco horas siguientes después de haberla ingerido, ya que estarás manteniendo los niveles de azúcar en la sangre. Por la misma razón bioquímica, gozarás de una gran agudeza mental. Y ahora viene lo mejor de todo: recurrirás a tu grasa almacenada como fuente de calorías prácticamente ilimitada.

Si tu última comida te ha llevado a la Zona, apúntatela en tu agenda mental porque siempre podrás repetirla en las mismas proporciones y alcanzar el mismo efecto hormonal. Es una comida que gana medallas hormonales y que puedes poner en el altar de tu recetario personal de la dieta de la Zona.

Muy bien, pero ¿qué ocurre cuando el carburador no está bien ajustado? La primera señal será sentir hambre antes de que hayan pasado entre cuatro y seis horas. Pero ese síntoma, por sí solo, no te dirá si has secretado demasiada insulina o demasiado poca tras la última comida, porque en ambos casos tendrás hambre pasadas las dos o tres horas. ¿Por qué? Pues, por un lado, porque si secretas *demasiada* insulina, los niveles de azúcar en la sangre descienden, y eso te hace perder concentración mental. Dicho de otro modo, tienes una sensación de atontamiento. Ahora bien, si los niveles insulínicos son demasiado *bajos*, entonces no tendrás suficiente insulina para cruzar la barrera sangre-cerebro e interaccionar con el hipotálamo para evitar la síntesis del neuropéptido. Y, probablemente el estimulador más potente del apetito. Y aquí está la ironía. Aunque el cerebro recibe más cantidad de azúcar en la sangre de la adecuada, y conserva la agudeza mental, la persona cada vez tiene más hambre debido al aumento de los niveles del neuropéptido Y en el cerebro.

Así pues, a partir de ahora podrás jugar al detective dietético para reajustar tu carburador. Ya sabes que, si pasadas dos o tres horas después de haber comido (incluso antes), tienes hambre y te sientes atontado, eso quiere decir que esa comida contenía demasiados hidratos de carbono en relación con la cantidad de proteína. Toma nota mental del número de bloques de hidratos de carbono que has ingerido y, la próxima vez que te prepares el mismo menú, mantén el nivel de bloques de proteína igual, pero suprime uno de hidratos de carbono.

Y de la misma manera, si sientes hambre al cabo de dos o tres horas pero mantienes una buena concentración mental, es que los niveles de insulina han bajado demasiado. Por lo tanto, apúntate el número de bloques de hidratos de carbono que hayas tomado y, la próxima vez que te prepares ese menú, mantén el mismo nivel de bloques de proteína pero aumentando en uno la cantidad de bloques de hidratos de carbono. La figura 7.1 presenta estos parámetros de ajuste de una manera visual.

Este sencillísimo cuadro de diagnóstico puede utilizarse para ajustar el carburador hormonal de una forma continua. Independientemente de lo pobre que haya sido tu última comida, recuerda que sólo te encuentras a una comida de distancia de la Zona, siempre que prepares uno de tus menús ganadores de tu recetario personal de la Zona.

Otro enfoque de este proceso de ajuste es considerarlo un juego. A la gente le encantan los juegos porque tienen unas reglas definidas para ganar, perder y jugar. El juego de la Zona no es distinto. Es un gran juego, ya que los premios se conceden entre cuatro y seis horas después del encuentro, y entonces se puede empezar de nuevo. ¿Cuál es el objetivo de este juego? Pues pasar más tiempo en la Zona que fuera de ella.

A diferencia de los demás juegos, el de la Zona nunca termina, e independientemente de lo mucho o poco que te impliques, sacarás algún beneficio de él. A continuación, y con la intención de ayudarte, te ofrezco una lista de las reglas de juego a fin de que incrementes tu habilidad y precisión. Cuantas más reglas sigas, mejores serán los resultados. Como es natural, para jugar bien, deberás empezar haciendo unas reflexiones hormonales y, como es lógico, asumir la responsabilidad de tu propia dieta, pero eso es fácil ya que en la Zona empiezas a ganar desde el principio.

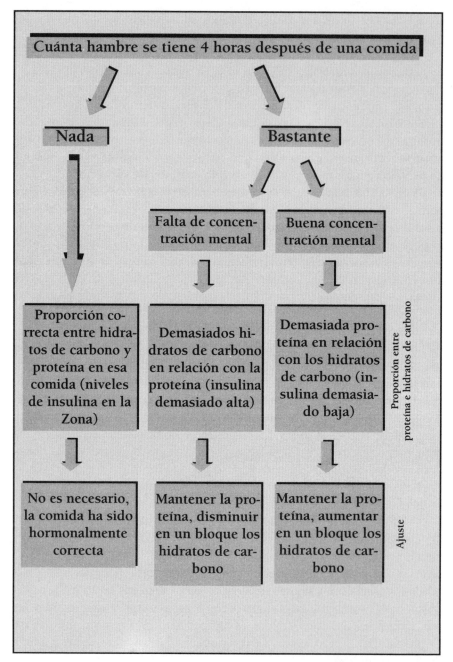

Figura 7.1. Carta de diagnóstico del ajuste hormonal

Las reglas de lo que tu abuela te dijo
(Nivel 1: Bronce)

1. Bebe como mínimo dos litros de agua (ocho vasos de 250 cc) al día. Tu cuerpo está formado por un 70 por ciento de agua que puedes perder fácilmente.
2. Come más fruta y verdura, y menos pasta, cereales y almidones.
3. Toma con mayor frecuencia alimentos con menos calorías.
4. Come pequeñas cantidades de proteína baja en grasa en cada comida y tentempié.

El premio: Dejarás de ganar grasa corporal

Las reglas de empezar a prestar atención
(Nivel 2: Plata)

1. Determina cuánta proteína necesitas cada día y toma esa cantidad.
2. Utiliza el método visual para controlar la proporción de proteína e hidratos de carbono en cada comida.
3. Añade un poco de grasa monoinsaturada a cada comida.
4. Bebe 250 cc de agua media hora antes de cada comida.

El premio: Empezarás a perder el exceso de grasa corporal.

Ahora tengo que seguir algunas normas de carácter hormonal
(Nivel 3: Oro)

1. Procura que la mayor parte de tus hidratos de carbono procedan de las frutas y verduras, y utiliza los cereales, los almidones, la pasta y el pan como condimentos. Intenta que los cereales, los almidones, la pasta y el pan no supongan más del 25 por ciento del total de hidratos de carbono que consumes en una comida.
2. Nunca dejes pasar más de cinco horas sin tomar una comida o un tentempié de la Zona.

3. Come siempre un desayuno de la Zona dentro de la hora después de haberte levantado.
4. Toma siempre un pequeño tentempié de la Zona antes de acostarte si han pasado más de 2 o 3 horas desde la cena.
5. Toma siempre un pequeño tentempié de la Zona media hora antes de hacer ejercicio y media hora después.

El premio: Estás en la Zona y has hecho todo lo posible para alcanzar la supersalud

Una vez que sepas ajustar tu carburador hormonal, y decidas en qué nivel de la Zona quieres jugar, tendrás un control absoluto sobre la calidad de tu vida. Cuanta más calidad de vida desees, más atención deberás prestar a lo que comes. Aunque a muchas personas esto pueda parecerles una revelación, para tu abuela era obvio.

Si prestas atención a esta sencilla ilustración de la figura 7.2, lo que verás es la pirámide alimentaria de la Zona.

En la base de la pirámide de la Zona se encuentra el ejercicio físico, ya que es muy importante hacer un ejercicio moderado de 30 minutos, como puede ser caminar, unas 3 veces por semana.

El siguiente escalón en la pirámide de la Zona está compuesto, al mismo nivel, por el agua y el aceite de pescado EnerZona Omega-3 RX. Tu cuerpo está formado por un 70% de agua, y necesitas tomar mucha cada día para mantener una hidratación adecuada, sobre todo si sigues la dieta de la Zona y estás quemando mucha grasa almacenada para obtener energía en vez de quemar los hidratos de carbono que consumes. El agua es el nutriente más barato, y hay muy pocas personas que la tomen en cantidad suficiente. El aceite de pescado EnerZona Omega-3 RX es el pilar fundamental de la dieta de la Zona, ya que produce la regulación hormonal que se persigue con esta dieta. De esta forma, tomando 2,5 g de Omega-3 cada día, vamos a favorecer la formación de eicosanoides buenos, y a inhibir o disminuir la formación de eicosanoides malos.

Los dos escalones siguientes corresponden a los carbohidratos favorables, que están constituidos por frutas y verduras (los hidratos de carbono que tu abuela te decía que comieras).

El siguiente escalón son las proteínas bajas en grasa, como pollo, pavo, pescado, junto con productos lácteos bajos en grasa (semidesna-

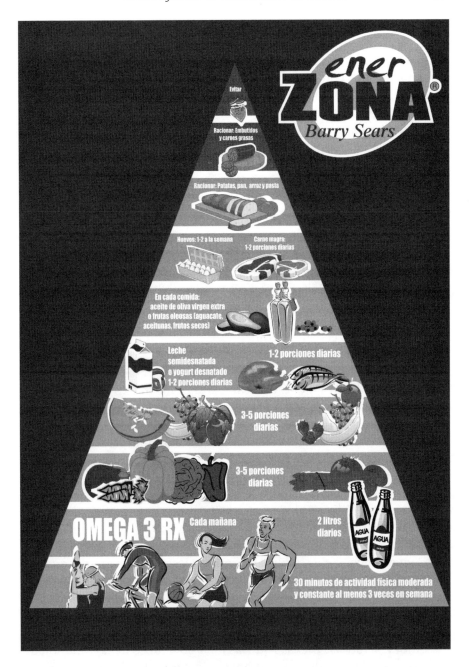

Figura 7.2. La pirámide de la Zona

tados y desnatados). En este escalón también se incluyen las legumbres, que tanto se utilizan en España. Las legumbre son alimentos especiales desde el punto de vista nutricional, porque en realidad son un alimento mixto, compuesto por carbohidratos y proteínas. A efectos prácticos, vamos a considerar a las legumbres únicamente como fuente de carbohidratos y no de proteínas, ya que la cantidad de proteínas que tienen es baja, y así podemos simplificar los cálculos para hallar el número de bloques que cada persona necesita.

El siguiente escalón es el correspondiente a las grasas insaturadas, como el aceite de oliva, las aceitunas, los aguacates y los frutos secos.

Más arriba en la pirámide y, por lo tanto, de consumo más moderado, se encuentran las proteínas con mayor cantidad de grasa y ácido araquidónico (AA), como la yema de huevo, las carnes rojas y las vísceras. Debemos recordar que el AA es el precursor de los eicosanoides malos, y por tanto no debemos abusar de su consumo.

Aún más arriba se encuentran los carbohidratos desfavorables, que proporcionan una respuesta insulínica elevada, como son el pan, la pasta, el arroz, los cereales..., que debemos consumir en pequeñas cantidades.

En el siguiente escalón se incluyen las carnes grasas, como pueden ser los embutidos, y en el último nivel están los dulces, sobre todo los de origen industrial, ricos en grasas saturadas, y los azúcares.

Se recomienda consumir los alimentos en menor proporción a medida que ascendemos en la pirámide, siendo los alimentos más favorables cuanto más abajo en la pirámide estamos.

¿Y qué ocurre con las vitaminas y los minerales? Como afirmé en la *Dieta para estar en la Zona*, el único suplemento esencial en la dieta de la Zona es la vitamina E. Sin embargo, hay gente que cree que el aporte alimenticio es insuficiente en lo que se refiere a vitaminas y minerales. Si eres partidario de los suplementos, añádele un buen complejo vitamínico y una tableta de minerales a cada comida. Es una póliza de seguros muy barata, pero no pierdas de vista lo realmente importante: es en la pirámide de la Zona donde se halla la clave para la supersalud y no en las píldoras mágicas compradas en una tienda de dietética.

Ahora, si todavía piensas que las reglas del juego de la Zona son difíciles de recordar, utiliza la mano y el ojo para saber jugar en la Zona. Primero, mírate la palma de la mano y sigue estos sencillos pasos:

1. Nunca comas una pieza de proteína baja en grasa (pescado, pollo, pavo) mayor que el contorno de tu mano ni que supere el grosor de tu palma.
2. Que el volumen de proteína que vayas a tomar determine el volumen de hidratos de carbono que vas a ingerir en la misma comida. Si tomas hidratos de carbono desfavorables (cereales, almidones, pasta, pan, etcétera), podrás comer una porción del mismo volumen que el de la proteína baja en grasa que tomes. Si comes hidratos de carbono favorables (fruta y verdura), podrás doblar el volumen de la porción de proteína baja en grasa.

Ahora mírate los dedos de la mano y sigue estas sencillas reglas de la Zona:

1. Come cinco veces al día. Divide la cantidad total en tres comidas y dos tentempiés.
2. Nunca dejes pasar cinco horas sin tomar una comida o un tentempié de la Zona.
3. Procura no ingerir más de cinco bloques de cualquier macronutriente (proteína, hidratos de carbono y grasa) por comida.
4. Asegúrate de que el número de bloques de hidratos de carbono de los dedos de una mano está equilibrado con el número de bloques de proteína de la otra mano en cada comida o tentempié.

Más consejos útiles

El juego de la Zona es muy sencillo, es divertido y, si ganas, las recompensas son inmediatas. Es como jugar a las máquinas tragaperras, pero a diferencia de éstas, en las que la mayoría de las veces pierdes aunque te lo pases bien, en la Zona siempre intentas ganar y te lo pasas de maravilla. Y por eso quiero darte unos cuantos consejos más para que juegues y ganes.

1. Identifica tu fórmula personal de proteína. La base para preparar todos los menús y tentempiés de la Zona empieza con la cantidad de proteína que decidas poner en el plato. Asegúrate de haber hecho todo lo posible, cuando te acuestes, por ingerir el número total de bloques de proteína que necesitas cada día.

2. Procura tener proteína baja en grasa siempre preparada en el frigorífico, ya sea en forma de ensalada de atún, pechuga de pavo, claras de huevo duro, requesón bajo en grasa, o una salsa a base de tofu extrafirme. Siempre es fácil encontrar hidratos de carbono para un menú o un tentempié, pero si los preparas con antelación eso te asegurará poder contar en cualquier momento con la proteína necesaria.

3. Sea cual sea tu necesidad de proteína, si eres adulto, nunca consumas menos de once bloques al día de este macronutriente.

4. Anota tus requisitos diarios de proteína, basados en el número de bloques que cada día necesitas de este macronutriente según tu fórmula personal de proteína. Planifica esta fórmula a partir de tu hora habitual de levantarte. Recuerda que deberás comer antes de transcurrida una hora para poner en marcha el reloj de la Zona. Luego, determina en qué momentos del día te será necesario reabastecer el combustible de tu cuerpo. Nunca dejes pasar más de cinco horas sin comer, tanto si tienes hambre como si no, para mantenerte dentro de la Zona. En realidad, siempre es mucho mejor comer cuando no se tiene hambre.

5. La guía del bloque de alimentos del apéndice B es una valiosa herramienta de referencia que puedes utilizar para reducir la tarea de planificar un menú a un simple programa fácil de seguir, el cual te permitirá crear una variedad infinita de comidas y tentempiés de la Zona a base de los alimentos que más te gusten. Recuerda que lo único que debes hacer es igualar el número bloques de proteína que consumas en una comida o en un tentempié con el mismo número de bloques de hidratos de carbono y de bloques de grasa para que tu carburador hormonal funcione correctamente.

6. En última instancia, el que entres o no en la Zona no es una cuestión de porcentajes, totales, grasas, cantidades o índices glucémicos, sino que se deberá solamente a tu respuesta personal a una comida. No te obsesiones con la planificación de los menús de la Zona, y presta mucha atención a cómo respondes a lo que comes. Haz un repaso mental de tu última comida, y busca los siguientes parámetros durante el siguiente ciclo de cuatro y seis horas para saber si esa comida te pone o no en la Zona:

   • Ausencia de hambre.
   • Falta de avidez por los hidratos de carbono.
   • Buena concentración mental.
   • Buena energía y rendimiento físicos.

   Estos estados son excelentes indicadores de que te hallas en la Zona. Por lo general, dos o más bloques de proteína con el equilibrio correspondiente en bloques de grasa y de hidratos de carbono producirá el efecto deseado entre las cuatro y las seis horas después de haber comido. Va bien tomar tentempiés de un bloque dos o tres horas antes de la siguiente comida o tentempié. Si después de comer te quedas con hambre, eso significa que debes reajustar la proporción de hidratos de carbono y proteína de ese mismo menú hasta que produzca las respuestas deseadas.

7. Después de los dos o tres primeros días en la dieta de la Zona, si no experimentas los beneficios arriba indicados en ninguno de los intervalos de cuatro a seis horas, es que no has entrado en la Zona. No pienses que has fracasado ni tampoco en que lo ha hecho la dieta. Se trata sólo de que tu carburador hormonal tal vez necesite un reajuste más preciso aunque, por lo general, no puede culparse a la proporción de proteína e hidratos de carbono. A menudo se debe a la cantidad de grasa que *no* estás añadiendo a esa dieta.

   Recuerda que la grasa alimenticia reduce el ritmo de entrada de cualquier hidrato de carbono en el torrente sanguíneo. Para entrar con éxito en la Zona deberás controlar la velocidad de llegada a la sangre de los hidratos de carbono, tanto de los «favorables» como de los «desfavorables», entre las cuatro y las seis horas después de haberlos consumido. Considera las grasas monoinsaturadas de tu dieta aliados y no enemigos. Si te resulta difícil mantener el efecto deseado durante ese intervalo de entre cuatro y seis horas, añade más grasa monoinsaturada a todas tus comidas y tentempiés diarios. Un bloque de grasa no ejerce ningún efecto sobre los niveles de insulina. No olvides que es precisamente esta hormona y no la grasa alimenticia lo que te engorda. Esta pequeña cantidad de grasa añadida tampoco tendrá efecto alguno en el ritmo de la pérdida de grasa corporal.

8. Sé consciente de lo muy importante que es el tentempié de media tarde y sobre todo el de antes de acostarte. Muchas personas cometen el error de no tomarse esta merienda, y eso hace que tengan que esperar demasiado tiempo hasta la cena. Por ejemplo, si has merendado a las 16.30 y la cena se retrasa hasta las 20.30, empezarás a salirte de la Zona antes de cenar (un tentempié de un bloque es bueno para intervalos de entre dos y tres horas). Por eso, será mucho mejor que tomes otro tentempié de un bloque a las 18.30 para mantenerte en la Zona hasta la cena aun cuando aumente el número total de bloques de proteína consumidos a lo largo del día. Si decides no hacerlo y esperar hasta la cena de las 20.30, probablemente te salgas de la Zona por completo y luego comas más hidratos de carbono de los necesarios, con lo cual te alejarás aún más de tu objetivo.

9. Tu objetivo es pasar las máximas horas del día que puedas en la Zona, pero nadie es perfecto. Si cometes un error (y todos hacemos malas comidas en la Zona, del mismo modo que tenemos días malos), recuerda que sólo te faltan entre cuatro y seis horas para entrar de nuevo en ella. A esto se debeque este programa esté libre de culpas, ya que como descubrirás, si te equivocas, sólo estarás a una comida o un tentempié de distancia del camino marcado. Por eso es tan importante el tentempié de antes de acostarse. Indepen-

mente de lo que haya ocurrido durante el día, el último tentempié no sólo volverá a empujarte hacia la Zona mientras
duermes, sino que reinicializará la bioquímica de tu cuerpo
para la mañana siguiente.

10. Durante las dos primeras semanas en el programa de la
    Zona, procura comer sólo hidratos de carbono favorables
    (fruta y verdura). Y al final de este período, si lo deseas,
    vuelve a introducir algunos de los hidratos de carbono des-
    favorables (cereales, almidones, pan y pasta). Eso no signi-
    fica que a partir de entonces puedas comer siempre estos
    macronutrientes, sino que lo hagas en cantidades más pe-
    queñas porque son muy densos en hidratos de carbono. Si
    vuelves a introducir cereales y almidones y notas un des-
    censo en tu rendimiento, en la agudeza mental y en la desa-
    parición de tu apetito, eso son señales fiables de que eres
    muy sensible a los hidratos de carbono. Los cereales y los
    almidones no deben ser nunca la fuente principal de hidra-
    tos de carbono en una comida ni constituir en ella más del
    25 por ciento de tu consumo total de estos macronutrien-
    tes. Será el equilibrio entre los hidratos de carbono favora-
    bles y los desfavorables lo que determinará qué volumen de
    éstos puedes comer junto con la cantidad de proteína que
    pienses tomar en la misma comida.

11. Tu objetivo primordial debe ser mantener la respuesta de-
    seada durante ese intervalo de cuatro a seis horas, sea cual
    sea la fuente de hidratos de carbono. Por ejemplo, si tienes
    hambre antes de una comida y te descubres con ansias de
    azúcares y dulces dos horas antes de tomarla, es muy pro-
    bable que hayas consumido demasiados hidratos de carbo-
    no o el tipo equivocado de estos macronutrientes en la co-
    mida anterior.

12. Procura llevar una libreta con recetas ganadoras en el as-
    pecto hormonal. Cada vez que tomes una comida que te
    deje saciado y te conceda una buena concentración mental
    entre las cuatro y seis horas siguientes, anótala. Siempre
    puedes volver a repetirla en el futuro (en las proporciones
    exactas), como si fuera un medicamento, y obtener el mis-

mo efecto hormonal. No olvides que muchas personas viven toda la vida consumiendo sólo veinte productos distintos, y que únicamente comen, una y otra vez, unos diez menús diferentes. Anota esos veinte alimentos que te gustan y construye con ellos infinitas recetas ganadoras de medallas hormonales en la Zona. Convierte en menús ganadores tus diez platos favoritos ajustando el carburador hormonal. Para tus recetas preferidas, como los potajes, ve cambiando poco a poco la composición de ese plato hasta que llegues a la Zona utilizando los criterios del consejo número seis. De ese modo tendrás un potaje hormonalmente correcto.

13. Come primero el plato de proteína. Como la proteína estimula el glucagón, esta hormona producirá la liberación de los hidratos de carbono que tienes almacenados en el hígado para que tu cerebro se quede satisfecho, con lo que te resultará más fácil controlar el consumo de estos macronutrientes. Además, el glucagón reduce la secreción insulínica, convirtiendo la proteína en tu herramienta más poderosa para mantener a raya los niveles de insulina.

14. Bebe un vaso de 250 cc de agua media hora antes de cada comida o tentempié. Con eso no sólo se reducirá tu apetito sino que también favorecerás el consumo de agua que precisas en la dieta de la Zona. Recuerda que en una dieta para quemar grasa necesitarás un 50 por ciento más de agua que en una rica en hidratos de carbono. Del mismo modo que el exceso de insulina provoca que tu cuerpo retenga la grasa, su secreción excesiva también provoca la retención de agua. A medida que los niveles de insulina vayan bajando, necesitarás remplazar toda el agua que tu cuerpo haya dejado de retener. Eso significa tomar unos ocho vasos de 250 cc de agua al día o de otras bebidas adecuadas. El agua es el alimento más barato de la tierra, pero nadie la bebe en la cantidad suficiente.

15. Mastica bien la comida antes de tragártela. ¿También te lo decía tu abuela? Sí, claro, y tenía razón. Una parte importantísima del proceso digestivo empieza en la boca, con la secreción de enzimas en la saliva. Debes saber que no es la

cantidad de comida que tomas sino la cantidad que absorbes lo que realmente cuenta. A medida que envejezcas, tu capacidad digestiva se reducirá. Por lo tanto, aprovecha al máximo lo que comas. Además, si masticas despacio, das tiempo a los macronutrientes a entrar en el torrente sanguíneo para que empiecen a generar esas señales hormonales que te ordenan «dejar de comer».

16. Siéntate y come, como te decía tu abuela. De ese modo te será más fácil hacerlo despacio y hablar, con lo que le darás aún más tiempo a la comida para entrar en la sangre y para que esas hormonas que mandan al cerebro la orden de «dejar de comer» tengan también más tiempo de actuar.

17. Sugerencia especial para detectar problemas: Si falla todo lo demás, léete de nuevo *la Dieta para estar en la Zona*, que como bien sabes, es un mapa de carreteras dietético que requiere tiempo para aprender sus lecciones. Los principios de la Zona no son obvios. Considéralo un libro de texto: Subráyalo, haz anotaciones al margen, utiliza rotuladores de colores distintos para marcar los párrafos más importantes. Cuanto más a menudo lo releas, más fácil te será seguir su programa de una manera permanente.

8

Los ácidos grasos omega-3

Los ácidos grasos omega-3 no son una novedad. Hace algunas décadas, a los niños se les daba aceite de hígado de bacalao, del que los menos jóvenes recordarán su desagradable sabor. Otras vitaminas liposolubles también contenían omega-3. La utilidad de esta sustancia había sido descubierta hace mucho tiempo. Realmente, hace unos setenta años, se puso de manifiesto que existían algunos ácidos grasos «esenciales» que, al igual que muchas vitaminas y algunos aminoácidos, no pueden ser fabricados por nuestro organismo; justamente por esto, algunos científicos hablaron de estos ácidos grasos como «Vitamina F», por la inicial de la palabra *«fat»* («grasa» en inglés). Se trataba de ácidos grasos que tenían un doble enlace en la posición 3 y, respectivamente, en la posición 6 a partir del grupo metilo terminal. Por esto se denominaron «ácidos grasos omega-3» y «ácidos grasos omega-6». Estos últimos se encuentran mucho más presentes en los alimentos que consumimos habitualmente, mientras que no puede decirse lo mismo de los omega-3.

Las razones por las cuales en los últimos tiempos se habla tanto de los ácidos grasos omega 3 son varias:

- La primera es porque se ha llegado a conocer a fondo alguna de sus funciones:
  1. La de facilitar la producción en nuestro organismo de los eicosanoides «buenos».
  2. La de penetrar en la estructura de las membranas de todas las células de nuestro organismo, y también en las membranas de la mitocondria, la «central energética» de las células. Esto significa tener membranas celulares elásticas. El ejemplo más significativo es el de los glóbulos rojos, que pueden adoptar una forma alargada para introducirse ágilmente en los capilares más pequeños con el fin de llevar nutrientes y oxígeno a los tejidos.

- La segunda razón es que los ácidos grasos esenciales omega-3 presentes en el pescado (en particular el ácido eicosapentaenoico, EPA, y el ácido dihomogammalinolénico, DHA) tienen una función de notable importancia en la regulación de los triglicéridos a nivel hemático, el riego sanguíneo, la respuesta inmunitaria y antiinflamatoria o la agilidad mental. Parece sorprendente, cómo simples ácidos grasos pueden controlar tantas funciones fisiológicas, y tan diversas. La explicación es simple: los omega-3 influyen en el organismo mediante la síntesis de los eicosanoides, sustancias capaces de producir en varios órganos y aparatos de nuestro cuerpo una eficiencia física y mental mayor y tener menos probabilidades de contraer muchas enfermedades.

- La tercera razón por la cual los omega-3 han tomado relevancia, es que se ha comprobado que la cantidad que debe ser ingerida diariamente por el hombre es muy superior a la que se creía hace algún tiempo. No siempre es posible comer pescado rico en omega-3 varias veces por semana, de manera regular. Además, hay que tener en cuenta que muchos de los contaminantes que el hombre ha vertido en los mares (dioxinas, pesticidas, metales pesados) terminan por acumularse en la grasa de los peces dado el carácter lipófilo de estas sustancias tóxicas.

Es aconsejable consumir regularmente complementos alimenticios de omega-3, siendo la dosis recomendada de 2,5 gramos al día, ya que en la estrategia alimentaria Zona, los omega-3 constituyen una base fundamental. Sin embargo, si tomásemos habitualmente aceite de pescado no refinado en las cantidades anteriormente indicadas, a la larga, los metales pesados y los pesticidas llegarían a resultar dañinos para nuestro organismo. Por ello, recomendamos consumir aceite de pescado, exclusivamente, concentrado y destilado.

Las características que definen los aceites de pescado concentrado y destilado son las siguientes:

1. *Ausencia de contaminantes:* algunos de los contaminantes que han ensuciado el ambiente marino son liposolubles, teniendo una gran afinidad por la fase grasa. En particular los PCB (bifenilos policlorados), caracterizados por su elevada toxicidad, se acumulan en la grasa de los peces.

Usando tecnologías menos desarrolladas, los omega-3 se sintetizan mediante procesos no selectivos que terminan por concentrar también los PCB, hasta llegar a niveles significativos, en el caso de una utilización prolongada del producto con las dosis eficaces.

El proceso productivo del aceite de pescado EnerZona Omega-3 RX, al contrario, consiste en una concentración previa, seguida de varios procesos de destilación molecular, mediante la cual la presencia de PCB no supera las 10 ppm (10 partes por millón).

2. *Oxidación mínima:* Los niveles de peróxidos del aceite concentrado y destilado RX son mínimos, y pueden llegar a ser diez veces inferior respecto a los productos de «penúltima» generación. Los peróxidos constituyen una «bomba de relojería» química, porque propagan un daño oxidativo en el aceite de pescado, a través de reacciones en cadena. Un bajo nivel inicial de peróxidos implica un mejor mantenimiento de la calidad del producto durante su almacenaje. Esta característica tiene importantísimas consecuencias prácticas: el aceite está prácticamente libre de sabor, tanto en su presentación líquida como en cápsulas (EnerZona Omega-3 RX); y además, después de la digestión no se sufren problemas digestivos.

3. *Perfil de los ácidos grasos*

Para maximizar la eficacia de los omega-3, presentan:

– EPA y DHA en una proporción de 2:1.
– El aceite de pescado tiene una concentración de omega-3 sin producir desagradables efectos secundarios en el aparato gastrointestinal. Entre los aceites de pescado de alta calidad presentados en el mercado, EnerZona Omega-3 RX es el único que satisface todos estos importantes requisitos.

¿Cuánto aceite de pescado se debe tomar?

El aceite de pescado concentrado y destilado (Omega-3 RX) combina pureza y concentración de ácidos grasos omega-3 de una forma mucho más elevada que cualquiera de aquellos que estaban disponibles en el pasado. Está extremadamente refinado: han sido eliminadas aquellas sustancias tóxicas (como PCB, DDT y el mercurio orgánico) que aparecen normalmente en los aceites de pescado. También se eliminan muchos de los ácidos grasos (monoenos) que pueden causar molestias gástricas, comunes después de la ingestión de aceite de pescado normal. Esto permite consumir la cantidad de aceite de pescado útil para alcanzar los niveles necesarios de EPA, y para modificar rápidamente la relación AA/EPA (AA: ácido araquidónico). Puede tomarse una vez al día, y si se olvida, puede tomarse una dosis doble al día siguiente, ya que la efectividad del aceite de pescado es de unos dos días. Tan sólo gracias a este aceite de pescado de alta calidad, se puede, a largo plazo y teniendo en cuenta los otros niveles exigidos, modificar la relación AA/EPA. Una buena dosis inicial para la mayor parte de las personas es de 2,5 gramos diarios de ácidos grasos omega-3, lo que equivale a una cucharada sopera de aceite de pescado. Esto es así, porque toda reducción de los niveles de insulina disminuye la producción AA. Y al contrario, cuanto menor es el control de la insulina, mayor será la cantidad de aceite de pescado necesaria para mantener la relación AA/EPA en los valores deseados (de 1,5 a 3).

¿Por qué, entonces, debemos elegir EnerZona Omega-3 RX?

Porque éste se obtiene mediante destilación molecular, un proceso con el que obtendremos un aceite de pescado con las siguientes características:

• **Es puro:** a diferencia de otros tipos de aceite de pescado, Omega-3 RX está realmente libre de los contaminantes que han ensuciado el ambiente marino y la cadena alimentaria.

• **Es concentrado y eficaz:** Omega-3 RX posee una elevada concentración de EPA y de DHA, los ácidos grasos más útiles para el organismo humano. Éste, sin embargo, contiene un nivel bajísimo de ácido araquidónico (AA), del que es preferible tomar una baja cantidad diariamente.

- **Es íntegro:** por lo general, el aceite de pescado es un producto delicado y fácilmente deteriorable. La tecnología utilizada para obtener Omega-3 RX permite la obtención de un aceite de pescado íntegro, sin oxidación, y que conserva intactas todas las características positivas que posee de manera natural.

- **Es fácilmente digerible:** porque contiene un bajo porcentaje de ácidos grasos saturados (los que, sin embargo, se encuentran presentes en discretas cantidades en el aceite de pescado crudo o en los de baja calidad y que pueden ser nocivos para la salud). EnerZona Omega-3 RX se digiere rápidamente.

9

Las recetas de la Zona

Una semana en la Zona

Ahora ya sabes pasar un día en la Zona, has aprendido a ajustar tu carburador hormonal. ¿Qué te parece permanecer una semana en ella?

Como ya he dicho, la dieta de la Zona es casi igual para todo el mundo. La única diferencia estriba en el número de bloques que necesita cada persona, que como ya hemos visto depende de la masa magra y del coeficiente de actividad de cada uno.

No es aconsejable comer menos de 11 bloques ni más de 17 bloques diarios.

Vamos a hacer una demostración de la dieta de una semana de la mujer española típica y del hombre español típico.

Los menús son muy sencillos de realizar, elaborados con alimentos que sueles consumir frecuentemente y fáciles de encontrar. Se han utilizado sobre todo alimentos considerados como favorables:

- Proteínas bajas en grasa (pescado, pollo, ternera, queso bajo en grasa, jamón de pavo, leche desnatada, yogures desnatados, claras de huevo...).
- Carbohidratos de baja carga glucémica (frutas y verduras).
- Grasas monoinsaturadas (aceite de oliva, nueces de macadamia, almendras...)

Para saber las cantidades de los alimentos, se han utilizado las Tablas de bloques de alimentos del Apéndice B.

Si tus necesidades personales en lo que a bloques se refiere son distintas, haz el ajuste correspondiente, sea aumentando sea disminuyendo las proporciones.

Por ejemplo, si necesitas 4 bloques por comida pero te gusta el de 3 bloques, aumenta en un tercio el tamaño de cada componente. En cambio, si sólo necesitas 2 bloques por comida y te gusta el de 3, reduce en un tercio la cantidad de cada ingrediente de cada receta.

Es recomendable complementar la dieta con una dosis diaria de 2,5 g de Omega-3 RX, que equivale a una cucharada de Omega-3 RX «EnerZona» líquido, o de 6-8 cápsulas de Omega-3 RX «EnerZona» en cápsulas. Se puede tomar a cualquier hora del día y en distintas tomas, pero se recomienda tomarlo en una única toma en el desayuno para obtener mayor efectividad y para mayor comodidad. El Omega-3 RX te ayuda a alcanzar la Zona, ya que regula la síntesis de los eicosanoides, hormonas reguladoras de los procesos metabólicos.

Antes de comenzar con los menús de la semana, me gustaría explicar la importancia de la organización a la hora de prepararnos para comenzar la dieta.

Puntos clave para la organización

1. Calcular el número de bloques que nos corresponde por día.

2. Distribuir los bloques en 5 comidas: tres importantes y dos tentempiés:

  – Desayuno
  – Media mañana
  – Comida
  – Media tarde
  – Cena*

3. Establecer un horario fijo de cada comida, teniendo en cuenta los siguientes puntos:

  a) No dejes pasar más de 1 hora, desde que te levantaste, sin tomar un alimento en la Zona.
  b) No debes dejar pasar más de 3 a 4 horas sin tomar un alimento en la Zona.

  * Si pasan más de tres horas desde la cena hasta la hora de acostarte, puedes añadir 1 bloque, que lo llamaremos «antes de acostarse».

Ejemplo: Desayuno .... 8.00 h
          Media mañana .... 11.00 h
          Comida .... 14.00 h
          Media tarde .... 17.30 h
          Cena .... 21.00 h
          Antes de acostarte .... 23.30 h

4. Organizar el menú de toda la semana.

5. Hacer la lista de la compra y adquirir las provisiones necesarias.

6. Eliminar los alimentos desfavorables de la despensa y del frigorífico: cereales, galletas, chocolates, bollería, bombones, embutidos grasos y quesos ricos en grasa...

Planifica la compra

Lo que siempre debes tener en casa:

- **En el frigorífico:**
  - yogures desnatados
  - leche desnatada
  - queso bajo en grasa
  - jamón de pavo
  - jamón cocido
  - pollo
  - pescado fresco
  - ternera
  - huevos (claras)
  - verduras frescas variadas: coliflor, brécoles, champiñones, cebollas, pimientos, tomates, calabacines, berenjenas, escarola, endibias...
  - frutas frescas variadas: fresas, mandarinas, manzana, kiwis, naranjas, uvas, peras...

- **En la despensa:**
  - Omega-3 RX EnerZona en líquido o en cápsulas
  - Proteína de soja «EnerZona»

- Proteína de suero de leche «EnerZona»
- Snack «EnerZona» de 1 bloque.
- Barritas nutritivas «EnerZona» de 2 bloques
- Instant Meal «EnerZona»
- Pan de molde integral
- Almendras
- Nueces de macadamia
- Aceite de oliva
- Verdura en lata: alcachofas, guisantes, espárragos...
- Proteína en lata: atún, sardinas, anchoas.

- **En el congelador:**
  Cocina una vez y ten siempre tu ración a mano.

  Se recomienda tener envases tipo «tupperware», pequeños y planos, que sean fácilmente apilables, para poder congelar raciones individuales:

- verduras: pimientos rojos, calabacines, berenjenas,...
- proteína: cuando compres la carne y el pescado, envuélvelos en un film transparente por porciones de una ración. Filetes de pechuga de pollo, pescado, filetes de ternera, gambas, carne picada...

Dieta para la mujer española típica
(10 bloques + 1 antes de acostarse + 2,5 g de Omega-3 RX)

Día uno

Desayuno (3 bloques)

1 bloque de proteína +	
1 bloque hidratos de carbono:	1 taza (250 ml) de leche desnatada
2 bloques de proteína:	60 g de queso bajo en grasa
2 bloques hidratos de carbono:	1 rebanada de pan de molde integral
3 bloques de grasa:	1 cucharada de aceite de oliva

Complementar con 2,5 g de Omega-3 RX (1 cucharada de aceite de pescado Omega-3 RX líquido, o 6-8 cápsulas de aceite de pescado Omega-3 RX en cápsulas).

Media mañana (1 bloque): **Tentempié**

    1 barrita «snack» EnerZona = 1 bloque

Comida (3 bloques): **Coliflor a la vinagreta**
                            Merluza a la plancha con pimientos asados

3 bloques de proteína:	130 g de merluza a la plancha
1 bloque hidratos de carbono:	3 tazas de coliflor cocida a la vinagreta
1 bloque hidratos de carbono:	½ taza de pimientos rojos asados
1 bloque hidratos de carbono:	½ taza de uvas
3 bloques de grasa:	1 cucharada de aceite de oliva
	⅓ cucharada de vinagre
	sal (una pizca)

Se puede sustituir la comida por 1 batido EnerZona «Instant Meal», mezclado con 250 ml de leche semidesnatada.

Merienda (1 bloque): **Tentempié**

1 bloque de proteína:	30 g de queso bajo en grasa
1 bloque hidratos de carbono:	1 mandarina
1 bloque de grasa:	1 nuez de macadamia

Cena (2 bloques): **Ensalada de tomate con jamón ibérico**
                      Una pieza de fruta

2 bloques de proteína:	60 g de jamón ibérico
1 bloque hidratos de carbono:	2 tomates crudos (60 g pieza)
1 bloque hidratos de carbono:	1 taza de fresas
2 bloques de grasa:	⅔ cucharada de aceite de oliva

Se puede sustituir la cena por 1 barrita de 2 bloques EnerZona, o por 1 batido «Instant Meal» mezclado con 250 ml de agua.

Antes de acostarse (1 bloque)

1 bloque de proteína:	30 g queso de Burgos
1 bloque hidratos de carbono:	1 kiwi
1 bloque de grasa:	3 almendras

Día dos

Desayuno (3 bloques): Batido de fresa

1 bloque de proteína +	
1 bloque hidratos de carbono:	1 taza (250 ml) de leche desnatada
2 bloques proteína:	2 medidas de proteína de soja «Enerzona»
2 bloques hidratos de carbono:	2 tazas de fresas
3 bloques de grasa:	6 nueces de macadamia

Complementar con 2,5 g de Omega-3 RX (1 cucharada de aceite de pescado Omega-3 RX líquido, o 6-8 cápsulas de aceite de pescado Omega-3 RX en cápsulas).

Preparación

Mezclar en el vaso de la batidora la taza de leche, la medida de proteína y las fresas.

Se puede añadir edulcorante artificial.

Media mañana (1 bloque): Tentempié

1 bloque de proteína:	45 g de jamón de pavo
1 bloque hidratos de carbono:	½ rebanada de pan de molde integral
1 bloque de grasa:	3 pistachos

Comida (3 bloques): **Pisto de calabacines**
Filete de ternera

3 bloques de proteína:	90 g de carne de ternera
2 bloques hidratos de carbono:	2 tazas de calabacines
½ bloque hidratos de carbono:	½ taza de cebolla cocida
½ bloque hidratos de carbono:	¼ taza de pimientos verdes cocidos
3 bloques de grasa:	1 cucharada de aceite de oliva
	1 pizca de sal

Preparación

Rehogar la cebolla y los pimientos hasta que estén tiernos y luego añadir los calabacines. Tapar y cocinar a fuego lento media hora aproximadamente. Se puede añadir 1 cucharada de tomate casero.

Se puede sustituir la comida por 1 batido EnerZona «Instant Meal», mezclado con 250 ml de leche semidesnatada.

Merienda (1 bloque): **Tentempié**

1 barrita de «snack» EnerZona

Cena (2 bloques): **Espinacas salteadas con gambas**

2 bloques de proteína:	90 g de gambas
2 bloques hidratos de carbono:	2 tazas de espinacas cocidas
2 bloques de grasa:	⅔ cucharada de aceite de oliva
	¼ de ajo picado
	sal

Se puede sustituir la cena por 1 barrita de 2 bloques de EnerZona, o por 1 batido «Instant Meal» mezclado con 250 ml de agua.

Antes de acostarse (1 bloque)

1 bloque de proteína:	30 g de queso bajo en grasa (17-30% de grasa)
1 bloque hidratos de carbono:	1 ciruela
1 bloque de grasa:	3 almendras

Día tres

Desayuno (3 bloques)

1 bloque de proteína + 1 bloque hidratos de carbono:	1 taza (250 ml) de leche desnatada
2 bloques de proteína:	2 medidas de proteína de suero de leche
2 bloques hidratos de carbono:	⅔ de taza de avena de cocción lenta
3 bloques de grasa:	9 almendras

Complementar con 2,5 g de Omega-3 RX (1 cucharada de aceite de pescado Omega-3 RX líquido, o 6-8 cápsulas de aceite de pescado Omega-3 RX en cápsulas).

Media mañana (1 bloque): **Tentempié**

1 bloque de proteína:	30 g de requesón
1 bloque hidratos de carbono:	1 melocotón
1 bloque de grasa:	1 nuez de macadamia

Comida (3 bloques): **Judías verdes con sofrito de ajos**
                          Pollo asado con manzana al horno

3 bloques de proteína:	90 g de pollo asado
2 bloques hidratos de carbono:	2 tazas de judías verdes cocidas
1 bloque hidratos de carbono:	½ manzana
3 bloques de grasa:	1 cucharada de aceite de oliva ¼ de ajo picado 1 pizca de sal

Se puede sustituir la comida por 1 batido EnerZona «Instant Meal», mezclado con 250 ml de leche semidesnatada.

Merienda (1 bloque): **Tentempié**

1 bloque de proteína:	30 g de jamón serrano
1 bloque hidratos de carbono:	½ taza de melón en cubos
1 bloque de grasa:	5 aceitunas

Cena (2 bloques): **Ensalada de escarola, tomate, setas y gulas**

2 bloques de proteína:	90 g de gulas
½ bloque hidratos de carbono:	2 tazas de escarola
½ bloque hidratos de carbono:	1 tomate en dados (60 g)
1 bloque hidratos de carbono:	2 tazas de setas a la plancha
2 bloques de grasa:	⅔ cucharada de aceite de oliva
	⅓ cucharada de vinagre
	sal

Preparación

Sofreír las setas en una sartén con el aceite, y cuando estén tiernas añadir las gulas. Reservar.

Disponer la escarola troceada con el tomate cortado en dados en una fuente y añadir la mezcla anterior.

Se puede sustituir la cena por 1 barrita de 2 bloques de EnerZona, o por 1 batido «Instant Meal» mezclado con 250 ml de agua.

Antes de acostarse (1 bloque)

1 barrita de «snack» EnerZona = 1 bloque

Día cuatro

Desayuno (3 bloques)

1½ bloques de proteína:	45 g de queso bajo en grasa
1½ bloques de proteína:	45 g de jamón serrano
3 bloques hidratos de carbono:	1½ rebanada de pan de molde integral
3 bloques de grasa:	1 cucharada de aceite de oliva

Complementar con 2,5 g de Omega-3 RX (1 cucharada de aceite de pescado Omega-3 RX líquido, o 6-8 cápsulas de aceite de pescado Omega-3 RX en cápsulas).

Media mañana (1 bloque): **Tentempié**

1 bloque de proteína:	1 medida de proteína de soja disuelta en agua
1 bloque hidratos de carbono:	½ naranja
1 bloque de grasa:	6 cacahuetes

Comida (3 bloques): **Cardo rehogado con jamón**
Dorada con tomatitos al horno

1 bloque de proteína:	90 g de dorada
	30 g de jamón
2 bloques hidratos de carbono:	2 tazas de cardo cocido
1 bloque hidratos de carbono	2 tomates (60 g pieza)
3 bloques de grasa:	1 cucharada de aceite de oliva
	¼ de ajo picado
	sal
	perejil picado

Se puede sustituir la comida por 1 batido EnerZona «Instant Meal», mezclado con 250 ml de leche semidesnatada.

Merienda (1 bloque): **Tentempié**

1 bloque de proteína:	45 g de jamón de pavo
1 bloque hidratos de carbono:	½ rebanada de pan de molde integral
1 bloque de grasa:	⅓ cucharada de aceite de oliva

Cena (2 bloques): **Ensalada de cogollos con sardinas y huevo duro**

1 bloque de proteína:	45 g de sardinas en lata escurridas
1 bloque de proteína:	1 huevo duro
½ bloque hidratos de carbono:	1 tomate cortado en dados (60 g)
½ bloque hidratos de carbono:	2 tazas de cogollos de Tudela
1 bloque hidratos de carbono:	1 taza de puntas de espárragos
2 bloques de grasa:	⅔ cucharada de aceite de oliva
	⅓ de cucharada de vinagre
	1 pizca de sal

Se puede sustituir la cena por 1 barrita de 2 bloques de EnerZona, o por 1 batido «Instant Meal» mezclado con 250 ml de agua.

Antes de acostarse (1 bloque)

1 bloque de proteína:	30 g de queso fresco
1 bloque hidratos de carbono:	½ pera
1 bloque de grasa:	3 almendras

Día cinco

Desayuno (3 bloques)

1 bloque de proteína +	
1 bloque hidratos de carbono:	1 yogur desnatado de sabores
2 bloques de proteína:	60 g de queso fresco (Burgos)
2 bloques hidratos de carbono:	1 taza de piña cortada
3 bloques de grasa:	9 avellanas

Complementar con 2,5 g de Omega-3 RX (1 cucharada de aceite de pescado Omega-3 RX líquido, o 6-8 cápsulas de aceite de pescado Omega-3 RX en cápsulas).

Media mañana (1 bloque): **Tentempié**

1 bloque de proteína:	1 medida de proteína de soja «EnerZona» disuelta en agua
1 bloque hidratos de carbono:	½ manzana
1 bloque de grasa:	2 nueces de macadamia

Comida (3 bloques): **Menestra de verduras**
                     Lenguado a la plancha

3 bloques de proteína:	130 g de lenguado
1 bloque hidratos de carbono:	¼ taza de guisantes
½ bloque hidratos de carbono:	½ taza de judías verdes
½ bloque hidratos de carbono:	½ taza de cardo
1 bloque hidratos de carbono:	1½ tazas de corazones de alcachofas
3 bloques de grasa:	1 cucharada de aceite de oliva
	¼ de ajo picado
	1 pizca de sal

Se puede sustituir la comida por 1 batido EnerZona «Instant Meal», mezclado con 250 ml de leche semidesnatada.

Merienda (1 bloque): **Tentempié**

1 bloque de proteína +	
1 bloque hidratos de carbono:	½ taza de yogur desnatado
1 bloque de grasa:	1 nuez de macadamia

Cena (2 bloques): **Huevo escalfado con salsa de tomate y pimientos**

1 bloque de proteína:	30 g de jamón serrano
1 bloque de proteína:	1 huevo entero
1 bloque hidratos de carbono:	½ taza de salsa de tomate casera
1 bloque hidratos de carbono:	½ taza de pimientos asados (piquillos)
2 bloques de grasa:	⅔ cucharada de aceite de oliva
	1 pizca de sal

Preparación

Calentar el tomate en un cazo hasta el punto de ebullición y añadir el huevo hasta que cuaje. Acompañarlo de pimientos.

Se puede sustituir la cena por 1 barrita de 2 bloques de EnerZona, o por 1 batido «Instant Meal» mezclado con 250 ml de agua.

Antes de acostarse (1 bloque)

1 bloque de proteína:	30 g de jamón de York
1 bloque hidratos de carbono:	1 kiwi
1 bloque de grasa:	3 pistachos

Día seis

Desayuno (3 bloques)

2 bloques de proteína:	60 g de queso bajo en grasa
1 bloque de proteína:	2 claras de huevo
3 bloques hidratos de carbono:	1½ rebanadas de pan de molde integral
3 bloques de grasa:	1 cucharada de aceite de oliva

Complementar con 2,5 g de Omega-3 RX (1 cucharada de aceite de pescado Omega-3 RX líquido, o 6-8 cápsulas de aceite de pescado Omega-3 RX en cápsulas).

Media mañana (1 bloque): **Tentempié**

1 bloque de proteína:	1 medida de proteína de soja «EnerZona» disuelta en agua
1 bloque hidratos de carbono:	½ naranja
1 bloque de grasa:	6 cacahuetes

Comida (3 bloques): **Wok de pollo**

3 bloques de proteína:	90 g de pollo en trozos
1 bloque hidratos de carbono:	1 pimiento morrón mediano
1 bloque hidratos de carbono:	½ taza de cebolla
½ bloque hidratos de carbono:	1½ tazas de brécoles
½ bloque hidratos de carbono:	1 taza de champiñones
3 bloques de grasa:	1 cucharada de aceite de oliva
	1 pizca de sal

Preparación
Cocinar el pollo en el wok y reservarlo.
Cocinar las verduras hasta que estén tiernas y añadir el pollo.

Se puede sustituir la comida por 1 batido EnerZona «Instant Meal», mezclado con 250 ml de leche semidesnatada.

Merienda (1 bloque): **Tentempié**

1 bloque de proteína:	30 g de queso bajo en grasa
1 bloque hidratos de carbono:	½ copa de vino
1 bloque de grasa:	5 aceitunas

Cena (2 bloques): **Verduras al horno**
Salmón a la plancha

2 bloques de proteína:	90 g de salmón
1 bloque hidratos de carbono:	1½ taza de berenjenas asadas
½ bloque hidratos de carbono:	½ taza de calabacín asado
½ bloque hidratos de carbono:	1 tomate asado (60 g)
2 bloques de grasa:	⅔ cucharada de aceite de oliva
	1 pizca de sal

Preparación

Disponer en la bandeja del horno las verduras pintadas de aceite durante media hora a 180 °C.

Se puede sustituir la cena por 1 barrita de 2 bloques de EnerZona, o por 1 batido «Instant Meal» mezclado con 250 ml de agua.

Antes de acostarse (1 bloque)

1 barrita de «snack» EnerZona = 1 bloque

Día siete

Desayuno (3 bloques)

1 bloque de proteína +	
1 bloque hidratos de carbono:	1 taza (250 ml) de leche desnatada
2 bloques de proteína:	2 medida de proteína de soja «EnerZona»
2 bloques hidratos de carbono:	6 galletas María
3 bloques de grasa:	9 almendras

Complementar con 2,5 g de Omega-3 RX (1 cucharada de aceite de pescado Omega-3 RX líquido, o 6-8 cápsulas de aceite de pescado Omega-3 RX en cápsulas).

Media mañana (1 bloque): **Tentempié**

1 bloque de proteína:	30 g de jamón serrano
1 bloque hidratos de carbono:	½ copa de vino
1 bloque de grasa:	5 aceitunas

Comida (3 bloques): **Acelgas con sofrito de ajos**
                         Rape al horno con coles de Bruselas

3 bloques de proteína: 130 g de rape
2 bloques hidratos de carbono: 2 tazas de acelgas
1 bloque hidratos de carbono: 1½ tazas de coles de Bruselas
3 bloques de grasa: 1 cucharada de aceite de oliva
                                    ¼ de ajo picado
                                    1 pizca de sal

Se puede sustituir la comida por 1 batido EnerZona «Instant Meal», mezclado con 250 ml de leche semidesnatada.

Merienda (1 bloque): **Tentempié**

1 bloque de proteína: 30 g de queso bajo en grasa
1 bloque hidratos de carbono: ½ taza de uvas
1 bloque de grasa: 2 nueces

Cena (2 bloques): **Ensalada de escarola y cebolleta**
                       Revuelto de setas y gambas

1 bloque de proteína: 2 claras de huevo
1 bloque de proteína: 45 g de gambas cocidas
½ bloque hidratos de carbono: 2 tazas de escarola
½ bloque hidratos de carbono: 1 taza de setas
1 bloque hidratos de carbono: 1 taza de tomatitos Cherry
                                   ⅓ de taza de cebolleta
2 bloques de grasa: ⅔ cucharada de aceite de oliva
                                   ⅓ cucharada de vinagre
                                   1 pizca de sal

Se puede sustituir la cena por 1 barrita de 2 bloques de EnerZona, o por 1 batido «Instant Meal» mezclado con 250 ml de agua.

Antes de acostarse (1 bloque)

1 bloque de proteína	30 g de fiambre de pollo
1 bloque hidratos de carbono:	½ pera
1 bloque de grasa:	3 almendras

*   *   *

Dieta para el hombre español típico
(13 bloques + 1 antes de acostarse + 2,5 g Omega-3 RX)

Día uno

Desayuno (4 bloques)

1 bloque de proteína +	
1 bloque hidratos de carbono:	1 taza (250 ml) de leche desnatada
2 bloques de proteína:	60 g de queso bajo en grasa
1 bloque de proteína:	1 medida de proteína de soja «EnerZona» disuelta en agua
3 bloques hidratos de carbono:	1½ rebanadas de pan de molde integral
4 bloques de grasa:	1⅓ cucharadas de aceite de oliva

Complementar con 2,5 g de Omega-3 RX (1 cucharada de aceite de pescado Omega-3 RX líquido, o 6-8 cápsulas de aceite de pescado Omega-3 RX en cápsulas).

Media mañana (1 bloque): **Tentempié**

1 barrita de «snack» EnerZona = 1 bloque

Comida (4 bloques): **Coliflor a la vinagreta**
Merluza a la plancha con pimientos asados

4 bloques de proteína:	180 g de merluza a la plancha
1 bloque hidratos de carbono:	3 tazas de coliflor cocida a la vinagreta
1 bloque hidratos de carbono:	½ taza de pimientos rojos asados
2 bloques hidrato de carbono:	1 taza de uvas
4 bloques de grasa:	1⅓ cucharadas de aceite de oliva
	⅓ cucharada de vinagre
	1 pizca de sal

Se puede sustituir la comida por 1 batido EnerZona «Instant Meal», mezclado con 500 ml de leche semidesnatada + 2 nueces de macadamia.

Merienda (1 bloque): **Tentempié**

1 bloque de proteína:	30 g de queso bajo en grasa
1 bloque hidratos de carbono:	1 mandarina
1 bloque de grasa:	2 nueces de macadamia

Cena (3 bloques): **Ensalada de tomate con jamón ibérico**
Una pieza de fruta

3 bloques de proteína:	90 g de jamón ibérico
1 bloque hidratos de carbono:	2 tomates crudos (60 g pieza)
2 bloques hidratos de carbono:	2 taza de fresas
3 bloques de grasa:	1 cucharada de aceite de oliva

Se puede sustituir la cena por 1 barrita de 2 bloques de EnerZona + un yogur desnatado y 3 almendras, o por 1 batido EnerZona «Instant Meal», mezclado con 250 ml de leche semidesnatada.

Antes de acostarse (1 bloque)

1 bloque de proteína	30 g de queso de Burgos
1 bloque hidratos de carbono:	1 kiwi
1 bloque de grasa:	3 almendras

Día dos

Desayuno (4 bloques): **Batido de fresa**

1 bloque de proteína +	
1 bloque hidratos de carbono	1 taza (250 ml) de leche desnatada
3 bloques de proteína:	3 medidas de proteína de soja «EnerZona», o 3 medidas de proteína de suero de leche «EnerZona»
2 bloques hidratos de carbono:	2 taza de fresas
1 bloque hidratos de carbono:	⅓ de plátano
4 bloques de grasa:	8 nueces de macadamia

Preparación

Mezclar en el vaso de la batidora la taza de leche, la medida de proteína y las fresas.

Se puede añadir edulcorante artificial.

Complementar con 2,5 g de Omega-3 RX (1 cucharada de aceite de pescado Omega-3 RX líquido, o 6-8 cápsulas de aceite de pescado Omega-3 RX en cápsulas).

Media mañana (1 bloque): **Tentempié**

1 bloque de proteína:	45 g de jamón de pavo
1 bloque hidratos de carbono:	½ rebanada de pan de molde integral
1 bloque de grasa:	3 pistachos

Comida (4 bloques): **Pisto de calabacines**
                        Filete de ternera

4 bloques de proteína:	120 g de carne de ternera
2½ bloques hidratos de carbono:	2½ tazas de calabacines
½ bloque hidratos de carbono:	½ taza de cebolla cocida
1 bloque hidratos de carbono:	½ taza de pimientos verdes cocidos
4 bloques de grasa:	1⅓ cucharadas de aceite de oliva
	1 pizca de sal

Preparación

Rehogar la cebolla y los pimientos hasta que estén tiernos y luego añadir los calabacines. Tapar y cocinar a fuego lento media hora aproximadamente. Se puede añadir 1 cucharada de tomate casero.

Se puede sustituir la comida por 1 batido EnerZona «Instant Meal», mezclado con 500 ml de leche semidesnatada + 2 nueces de macadamia.

Merienda (1 bloque): **Tentempié**

1 barrita de «snack» EnerZona = 1 bloque

Cena (3 bloques): **Espinacas salteadas con gambas**

3 bloques de proteína:	130 g de gambas
3 bloques hidratos de carbono:	3 tazas de espinacas cocidas
3 bloques de grasa:	1 cucharada de aceite de oliva
	¼ de ajo picado
	sal

Se puede sustituir la cena por 1 barrita de 2 bloques de EnerZona + 1 yogur desnatado y 3 almendras, o por 1 batido EnerZona «Instant Meal» mezclado con 250 ml de leche semidesnatada.

Antes de acostarse (1 bloque)

1 bloque de proteína:	30 g de queso bajo en grasa (17-30% grasa)
1 bloque hidratos de carbono:	1 ciruela
1 bloque de grasa:	3 almendras

Día tres

Desayuno (4 bloques)

1 bloque de proteína + 1 bloque hidratos de carbono:	1 taza (250 ml) de leche desnatada
2 bloques de proteína:	60 g de queso de Burgos
1 bloque de proteína:	1 medida de proteína de suero de leche.
2 bloques hidratos de carbono:	⅔ taza de avena de cocción lenta
1 bloque hidratos de carbono:	½ naranja
4 bloques de grasa:	12 almendras

Complementar con 2,5 g de Omega-3 RX (1 cucharada de aceite de pescado Omega-3 RX líquido, o 6-8 cápsulas de aceite de pescado Omega-3 RX en cápsulas).

Media mañana (1 bloque): **Tentempié**

1 bloque de proteína:	30 g de requesón
1 bloque hidratos de carbono:	1 melocotón
1 bloque de grasa:	2 nueces de macadamia

Comida (4 bloques): **Judías verdes con sofrito de ajos**
                        Pollo asado con manzana al horno

4 bloques de proteína: 120 g de pollo asado
2 bloques hidratos de carbono: 2 tazas de judías verdes cocidas
2 bloques hidratos de carbono: 1 manzana
4 bloques de grasa: 1⅓ cucharadas de aceite de oliva
                                ¼ de ajo picado
                                1 pizca de sal

Se puede sustituir la comida por 1 batido EnerZona «Instant Meal», mezclado con 500 ml de leche semidesnatada + 2 nueces de macadamia.

Merienda (1 bloque): **Tentempié**

1 bloque de proteína: 30 g de jamón serrano
1 bloque hidratos de carbono: ½ taza de melón en cubos
1 bloque de grasa: 5 aceitunas

Cena (3 bloques): **Ensalada de escarola, tomate, setas y gulas**

3 bloques de proteína: 130 g de gulas
1 bloque hidratos de carbono: 4 tazas de escarola
1 bloque hidratos de carbono: 2 tomates en dados (60 g unidad)
1 bloque hidratos de carbono: 2 tazas de setas a la plancha
3 bloques de grasa: 1 cucharada de aceite de oliva
                                ⅓ cucharada de vinagre
                                sal

Preparación

Rehogar las setas en una sartén con el aceite, y cuando estén tiernas añadir las gulas. Reservar.

Disponer la escarola troceada con el tomate cortado en dados en una fuente y añadir la mezcla anterior.

Se puede sustituir la cena por 1 barrita de 2 bloques de EnerZona + un yogur desnatado y 3 almendras, o por 1 batido EnerZona «Instant Meal» mezclado con 250 ml de leche semidesnatada.

Antes de acostarse (1 bloque)

1 barrita de «snack» EnerZona =1 bloque

Día cuatro

Desayuno (4 bloques)

1 bloque de proteína +	
1 bloque hidratos de carbono:	1 yogur desnatado, de sabores (125 ml)
1 bloque de proteína:	30 g de queso bajo en grasa
1 bloque de proteína:	30 g de jamón serrano
1 bloque de proteína	1 medida de proteína de soja «EnerZona» disuelta en agua
3 bloques hidratos de carbono:	1½ rebanadas de pan de molde integral
4 bloques de grasa:	1⅓ cucharadas de aceite de oliva

Complementar con 2,5 g de Omega-3 RX (1 cucharada de aceite de pescado Omega-3 RX líquido, o 6-8 cápsulas de aceite de pescado Omega-3 RX en cápsulas).

Media mañana (1 bloque): **Tentempié**

1 bloque de proteína:	1 medida de proteína de soja «EnerZona» disuelta en agua
1 bloque hidratos de carbono:	½ naranja
1 bloque de grasa:	6 cacahuetes

Comida (4 bloques): **Cardo rehogado con jamón**
Dorada con tomatitos al horno

3 bloques de proteína:	120 g de dorada
1 bloque de proteína:	30 g de jamón
2 bloques hidratos de carbono:	2 tazas de cardo cocido
1 bloque hidratos de carbono:	2 tomates (de 60 g cada uno)

1 bloque hidratos de carbono:	½ taza de melón
4 bloques de grasa:	1⅓ cucharadas de aceite de oliva
	¼ de ajo picado
	sal
	perejil picado

Se puede sustituir la comida por 1 batido Enerzona «Instant Meal», mezclado con 500 ml de leche semidesnatada + 2 nueces de macadamia, o 2 barritas nutritivas EnerZona de 2 bloques.

Merienda (1 bloque): **Tentempié**

1 bloque de proteína:	45 g de jamón de pavo
1 bloque hidratos de carbono:	½ rebanada de pan de molde integral
1 bloque de grasa:	⅓ cucharada de aceite de oliva

Cena (3 bloques): **Ensalada de cogollos con sardinas y huevo duro**

2 bloques de proteína:	90 g de sardinas en lata escurridas
1 bloque de proteína:	1 huevo duro
1 bloque hidratos de carbono:	2 tomates cortados en dados (60 g pieza)
1 bloque hidratos de carbono:	4 tazas de cogollos de Tudela
1 bloque hidratos de carbono:	1 taza de puntas de espárragos
3 bloques de grasa:	1 cucharada de aceite de oliva
	⅓ cucharada de vinagre
	1 pizca de sal

Se puede sustituir la cena por 1 barrita de 2 bloques de EnerZona + un yogur desnatado y 3 almendras, o por 1 batido EnerZona «Instant Meal», mezclado con 250 ml de leche semidesnatada.

Antes de acostarse (1 bloque)

1 bloque de proteína:	30 g de queso fresco
1 bloque hidratos de carbono:	½ pera
1 bloque de grasa:	3 almendras

Día cinco

Desayuno (4 bloques)

1 bloque de proteína +	
1 bloque hidratos de carbono:	1 yogur desnatado de sabores
2 bloques de proteína:	60 g de queso fresco (Burgos)
1 bloque de proteína:	1 medida de proteína de soja «EnerZona» disuelta en agua
3 bloques hidratos de carbono:	1½ tazas de piña cortada
4 bloques de grasa:	12 avellanas

Complementar con 2,5 g de Omega-3 RX (1 cucharada de aceite de pescado Omega-3 RX líquido, o 6-8 cápsulas de aceite de pescado Omega-3 RX en cápsulas).

Media mañana (1 bloque): **Tentempié**

1 bloque de proteína:	1 medida de proteína de soja «EnerZona»
1 bloque hidratos de carbono:	½ manzana
1 bloque de grasa:	2 nueces de macadamia

Comida (4 bloques): **Menestra de verduras**
Lenguado a la plancha

4 bloques de proteína:	180 g de lenguado
1 bloque hidratos de carbono:	¼ taza de guisantes
1 bloque hidratos de carbono:	1 taza de judías verdes
1 bloque hidratos de carbono:	1 taza de cardo
1 bloque hidratos de carbono:	1½ tazas de corazones de alcacho-fas
4 bloques de grasa:	1⅓ cucharadas de aceite de oliva
	¼ de ajo picado
	1 pizca de sal

Se puede sustituir la comida por un batido EnerZona «Instant Meal», mezclado con 500 ml de leche semidesnatada + 2 nueces de macadamia.

Merienda (1 bloque): **Tentempié**

1 bloque de proteína +	
1 bloque hidratos de carbono:	½ taza de yogur desnatado
1 bloque de grasa:	2 nueces de macadamia

Cena (3 bloques): **Huevo escalfado con salsa de tomate y pimientos**

2 bloques de proteína:	60 g de jamón serrano
1 bloque de proteína:	1 huevo entero
2 bloques hidratos de carbono:	1 taza de salsa de tomate casera
1 bloque hidratos de carbono:	½ taza de pimientos asados (piqui-llos)
3 bloques de grasa:	1 cucharada de aceite de oliva
	1 pizca de sal

Preparación

Calentar el tomate en un cazo hasta el punto de ebullición, y añadir el huevo hasta que cuaje. Acompañarlo de pimientos.

Se puede sustituir la cena por 1 barrita de 2 bloques de EnerZona + 1 yogur desnatado y 3 almendras, o por 1 batido EnerZona «Instant Meal», mezclado con 250 ml de leche semidesnatada.

Antes de acostarse (1 bloque)

1 bloque de proteína:	30 g de jamón de York
1 bloque hidratos de carbono:	1 kiwi
1 bloque de grasa:	3 pistachos

Día seis

Desayuno (4 bloques)

2 bloques de proteína:	60 g de queso bajo en grasa, o 2 medidas de proteína de suero de leche «EnerZona»
2 bloques de proteína:	4 claras de huevo

4 bloques hidratos de carbono:	2 rebanadas de pan de molde integral
4 bloques de grasa:	1⅓ cucharadas de aceite de oliva
	1 pizca de sal

Complementar con 2,5 g de Omega-3 RX (1 cucharada de aceite de pescado Omega-3 RX líquido, o 6-8 cápsulas de aceite de pescado Omega-3 RX en cápsulas).

Media mañana (1 bloque): Tentempié

1 bloque de proteína:	1 medida de proteína de soja «EnerZona» disuelta en agua
1 bloque hidratos de carbono:	½ naranja
1 bloque de grasa:	6 cacahuetes

Comida (4 bloques): Wok de pollo

4 bloques de proteína:	120 g de pollo en trozos
1 bloque hidratos de carbono:	1 pimiento morrón mediano
1 bloque hidratos de carbono:	½ taza de cebolla
1 bloque hidratos de carbono:	3 tazas de brécoles
1 bloque hidratos de carbono:	2 tazas de champiñones
4 bloques de grasa:	1⅓ cucharadas de aceite de oliva
	1 pizca de sal

Preparación
Cocinar el pollo en el wok y reservarlo.
Cocinar las verduras hasta que estén tiernas y añadir el pollo.

Se puede sustituir la comida por 1 batido EnerZona «Instant Meal», mezclado con 500 ml de leche semidesnatada + 2 nueces de macadamia.

Merienda (1 bloque): Tentempié

1 bloque proteína:	30 g de queso bajo en grasa
1 bloque hidratos de carbono:	½ copa de vino
1 bloque de grasa:	5 aceitunas

Se puede sustituir por 1 «snack» EnerZona de 1 bloque.

Cena (3 bloques):   **Verduras al horno**
                        Salmón a la plancha

3 bloques de proteína: 130 g de salmón
1 bloque hidratos de carbono: 1½ tazas de berenjenas asadas
1 bloque hidratos de carbono: 1 taza de calabacín asado
1 bloque hidratos de carbono: 2 tomates asados (60 g la pieza)
3 bloques de grasa: 1 cucharada de aceite de oliva
                                    1 pizca de sal

Preparación
   Disponer en la bandeja del horno las verduras pintadas de aceite durante media hora a 180 °C.

   Se puede sustituir la cena por 1 barrita de 2 bloques de EnerZona + 1 yogur desnatado y 3 almendras, o por 1 batido EnerZona «Instant Meal» mezclado con 250 ml de leche semidesnatada.

Antes de acostarse (1 bloque)

   1 barrita de «snack» EnerZona = 1 bloque

Día siete

Desayuno (4 bloques)

1 bloque de proteína +
1 bloque hidratos de carbono: 1 taza (250 ml) de leche desnatada
3 bloques de proteína: 3 medidas de proteína de soja
                                    «EnerZona»
2 bloques hidratos de carbono: 6 galletas María
1 bloque hidratos de carbono: ½ pera
4 bloques de grasa: 12 almendras

   Complementar con 2,5 g de Omega-3 RX (1 cucharada de aceite de pescado Omega-3 RX líquido, o 6-8 cápsulas de aceite de pescado Omega-3 RX en cápsulas).

Media mañana (1 bloque): **Tentempié**

1 bloque de proteína:	30 g de jamón serrano
1 bloque hidratos de carbono:	½ copa de vino
1 bloque de grasa:	5 aceitunas

Comida (4 bloques): **Acelgas con sofrito de ajos**
Rape al horno con coles de Bruselas

4 bloques de proteína:	180 g de rape
2 bloques hidratos de carbono:	2 tazas de acelgas
1 bloque hidratos de carbono:	1½ tazas de coles de Bruselas
1 bloque hidratos de carbono:	½ taza de melón
4 bloques de grasa:	1⅓ cucharadas de aceite de oliva
	¼ de ajo picado
	1 pizca de sal

Se puede sustituir la comida por 1 batido EnerZona «Instant Meal», mezclado con 500 ml de leche semidesnatada + 2 nueces de macadamia.

Merienda (1 bloque): **Tentempié**

1 bloque de proteína:	30 g de queso bajo en grasa, o
	2 medidas de proteína de suero de leche EnerZona.
1 bloque hidratos de carbono:	½ taza de uvas
1 bloque de grasa:	2 nueces

Cena (3 bloques): **Ensalada de escarola y cebolleta**
Revuelto de setas y gambas

1 bloque de proteína:	2 claras de huevo
2 bloques de proteína:	90 g de gambas cocidas
1 bloque hidratos de carbono:	4 tazas de escarola
1 bloque hidratos de carbono:	2 tazas de setas
1 bloque hidratos de carbono:	1 taza de tomatitos Cherry
	⅓ taza de cebolleta

3 bloques de grasa: 1 cucharada de aceite de oliva
                                 ⅓ cucharada de vinagre
                                 1 pizca de sal

Se puede sustituir la cena por 1 barrita de 2 bloques de EnerZona + 1 yogur desnatado y 3 almendras, o por 1 batido EnerZona «Instant Meal», mezclado con 250 ml de leche semidesnatada.

Antes de acostarse (1 bloque)

1 bloque de proteína: 30 g de fiambre de pollo
1 bloque hidratos de carbono   ½ pera
1 bloque de grasa: 3 almendras

*   *   *

Las recetas de la Zona

Has pasado una semana en la Zona. Estoy seguro de que quieres continuar, para lo que te proponemos nuevas ideas de comidas y cenas.

En estas nuevas recetas, la distribución de los bloques es de 3 por comida. Las recetas son muy variadas, y en ellas se incluyen alimentos desfavorables para que también sepas cómo introducirlos en tu dieta.

No te olvides de que debes incluirlas con precaución, y siempre después de que hayas realizado correctamente la primera semana y te sientas en la Zona.

Si el número de bloques no es el adecuado para tu dieta, aumenta o disminuye la cantidad que te corresponda consultando el Apéndice B de bloques.

Recuerda que puedes aprovechar los alimentos que te sobran congelándolos para poder utilizarlos en otro momento.

Comidas

(3 bloques)

Puerros a la vinagreta
Solomillo con pimientos rojos (piquillo)

3 bloques de proteínas:	90 g de solomillo de ternera a la plancha
2 bloques hidratos de carbono:	4 puerros cocidos
1 bloque hidratos de carbono:	½ taza de pimientos del piquillo asados
3 bloques de grasa	1 cucharada de aceite de oliva
	⅓ cucharada de vinagre
	1 pizca de sal

Sopa de pescado
Bonito encebollado

1 bloque de proteína:	45 g de pescado variado (cabeza de pescado y gambas)
2 bloques de proteína:	90 g de bonito
1 bloque hidratos de carbono:	30 g de pan de sopa
½ bloque hidratos de carbono:	½ taza de salsa de tomate (60 g)
½ bloque hidratos de carbono:	½ taza de puerros cocidos
1 bloque hidrato de carbono:	½ taza de cebolla frita
3 bloques de grasa:	1 cucharada de aceite de oliva
	1 pizca de pimentón
	1 hoja de laurel
	pimienta
	sal

Preparación de la sopa de pescado

En una cazuela se pone la cabeza de pescado, las gambas y los puerros, y se cubre de agua fría, añadiendo sal y laurel.

Cocer a fuego vivo hasta que hierva, y después de 2 minutos se retira del fuego.

Se cuela el agua del pescado y se reserva.

Remojamos el pan con un poco de caldo de pescado.

Pasamos por el pasapuré el pan, el pescado, las gambas y el puerro.

En un cazo calentamos la salsa de tomate con el pimentón y añadimos la mezcla del pescado.

Cocemos todo durante 5 a 10 minutos a fuego vivo.

Gazpacho
Pollo al horno con champiñones

3 bloques de proteína:	90 g de pollo sin piel (muslo con pierna)
½ bloque hidratos de carbono:	1 taza de champiñones asados
2 bloques hidratos de carbono:	4 tomates (2 unidades de 60 g)
½ bloque hidratos de carbono:	¼ cebolla, ¼ pimiento verde crudo y ¼ pepino crudo
3 bloques de grasa:	1 cucharada de aceite de oliva
	1 poco de vinagre
	1 pizca de sal

Preparación del gazpacho

Introducir los ingredientes (el tomate, la cebolla, el pimiento, el pepino, ⅔ cucharada de aceite de oliva, el vinagre y la sal) en un recipiente de batidora y mezclar.

Preparación del pollo con champiñones

Colocar el pollo con los champiñones en una bandeja de horno, pintar con el aceite y añadir caldo de verduras.

Asar a 180 °C durante media hora aproximadamente.

Paella valenciana

1 bloque de proteína:	45 g medallón de rape
1 bloque de proteína:	45 g calamar fresco
1 bloque de proteína:	45 g de chirlas y mejillones
3 bloques hidratos de carbono:	1 tacita de café de arroz cocido
3 bloques de grasa:	1 cucharada de aceite de oliva
	Chorizo, pimiento verde, pimiento rojo, cebolla picada, guisantes y tomate para saltear (en cantidades pequeñas o inapreciables).
	Unas hebras de azafrán
	1 diente de ajo
	Unas ramitas de perejil

Preparación

En una paellera con un poco de aceite saltear las verduritas, el rape, el calamar y el arroz.

Se rehoga, se añade la sal y el caldo de pescado. Todo a fuego medio.

Aparte, se machaca ajo, perejil y azafrán con un poco de sal y agua y se vierte en la paellera.

Cuando está a medio consumir el agua, se añaden las chirlas y los mejillones.

Después de 20 minutos se retira y se deja reposar cubierto con una bayeta mojada.

Ensalada de tomate
Merluza con guisantes, espárragos y almejas

2 bloques de proteína:	90 g de merluza
1 bloque de proteína:	45 g de almejas
1 bloque hidratos de carbono:	2 tomates (de 60 g c/u)
½ bloque hidratos de carbono:	½ taza de espárragos
1 bloque hidratos de carbono:	¼ taza de guisantes
½ bloque hidratos de carbono:	¼ taza de cebolla, 1 pizca de harina y un chorrito de vino blanco
3 bloques de grasa:	1 cucharada de aceite de oliva
	1 ramita de perejil
	¼ de diente de ajo
	sal
	agua fría

Preparación de la merluza

Ponemos a freír la cebolla en una sartén; cuando cambie de color se le añade la harina y se remueve con una cuchara de madera.

Agregamos un poco de agua fría y dejamos que se haga la salsa.

En un mortero machacamos el ajo, las ramitas de perejil y un poco de sal, y lo incorporamos a la salsa; se revuelve bien todo junto.

En una fuente de barro se cuela la salsa con un pasapurés. Se colocan las rodajas de merluza ligeramente saladas.

La salsa debe cubrir la merluza; si es necesario, se puede añadir más agua.

Se espolvorea un poco de perejil picado y se añaden los guisantes y los espárragos.

Sujete firmemente la fuente y remuévala con suavidad varias veces durante 15 minutos.

Lentejas guisadas
Filete de ternera a la plancha

3 bloques de proteína: 90 g de filete de ternera
3 bloques hidratos de carbono: ¾ taza de lentejas cocidas
3 bloques de grasa: 1 cucharada de aceite de oliva
     1 cucharada de cebolla y pimiento
       verde picado
     sal

Preparación de las lentejas guisadas
Rehogar la cebolla y el pimiento, añadir las lentejas y cubrir con agua.
Cocer a fuego lento durante una hora aproximadamente y sazonar.

Ensalada marinera

1 bloque de proteína: 45 g de mejillones (sin concha)
1 bloque de proteína: 45 g de atún
1 bloque de proteína: 45 g de barritas de cangrejo
½ bloque hidratos de carbono: 2 tazas de lechuga cortada
½ bloque hidratos de carbono: 1 tomate (60 g)
1 bloque hidratos de carbono: 1 taza de puntas de espárragos
1 bloque hidratos de carbono: ½ manzana
3 bloques de grasa: 1 cucharada de aceite de oliva
     ⅓ cucharada de vinagre
     sal

Cocido gallego

2 bloques de proteína:	60 g de carne de ternera para cocido
1 bloque de proteína:	30 g de punta de jamón ibérico
1 bloque hidratos de carbono:	¼ taza de garbanzos cocidos
1 bloque hidratos de carbono:	1 taza de col o repollo cocida
½ bloque hidratos de carbono:	½ zanahoria cocida
½ bloque hidratos de carbono:	½ taza de puerros cocidos
3 bloques de grasa:	1 cucharada de aceite de oliva
	½ ajo picado
	sal

Preparación

En una olla grande con agua fría se pone la carne y el jamón, se calienta, y cuando llega a ebullición se ponen los garbanzos (pueden ponerse en una red especial para que no se desparramen).

Se añade gallina (sólo para el caldo) y el puerro y se deja cocer durante 3½ horas.

Media hora antes se añade la sal y se agregan las zanahorias.

La col o el repollo se pica y se lava y se cuece aparte.

Al momento de servirlo se rehoga con aceite y ajo.

Modo de servir

Separamos el caldo.

En un plato se servirá la carne partida en trozos, la punta de jamón, y como acompañamiento los garbanzos y la verdura.

Parrillada de verduras
Sardinas al horno

3 bloques de proteína:	130 g de sardinas
1 bloque hidratos de carbono:	1½ tazas de berenjenas
½ bloque hidratos de carbono:	1 tomate
½ bloque hidratos de carbono:	1 cebolla pequeña, entera
1 bloque hidratos de carbono:	6 espárragos trigueros
3 bloques de grasa:	1 cucharada de aceite de oliva
	sal

Preparación de la parrillada de verduras

Con un pincel se pintan las verduras con aceite y se ponen en la parrilla del horno a 180 °C media hora aproximadamente. Sazonar.

Canelones rellenos de carne picada

2 bloques de proteína:	60 g de carne de ternera picada
1 bloque de proteína:	30 g de queso bajo en grasa para fundir
3 bloques hidratos de carbono:	3 tiras de pasta para canelones
3 bloques de grasa:	1 cucharada de aceite de oliva
	cebolla picada
	1 cucharada de salsa de tomate

Preparación

En una sartén freír la cebolla con la carne y mezclar con la salsa de tomate.

Cocer la pasta y, una vez que esté en su punto, rellenar con la carne.

Cubrir de queso y gratinar al horno.

Cenas

(3 bloques)

Berenjenas rellenas de carne

2 bloque de proteína:	60 g de carne picada
1 bloque de proteína:	30 g de queso bajo en grasa
1 bloque hidratos de carbono:	1 berenjena pequeña
¼ bloque hidratos de carbono:	½ taza de champiñones
¼ bloque hidratos de carbono:	2 cucharadas de salsa de tomate casera
½ bloque hidratos de carbono:	¼ taza de cebolla cocida
1 bloque hidratos de carbono:	1 taza de fresas
3 bloques de grasa:	1 cucharada de aceite de oliva
	¼ de diente de ajo
	sal

Preparación

Se parten las berenjenas por la mitad y se ponen en el horno pintadas de aceite.

Cuando están blandas se sacan y se vacían, y se reservan las pieles.

Se pica la pulpa de las berenjenas.

En una sartén con aceite freímos la carne con la cebolla y los champiñones y añadimos la salsa de tomate y la sal.

Mezclamos la pulpa de las berenjenas con la carne picada y rellenamos con esta mezcla las pieles de las berenjenas.

Se vuelven a pintar con aceite y se meten al horno durante 45 min.

Finalmente las cubrimos con el queso y las gratinamos en el horno.

Guisantes con huevo escalfado y jamón

2 bloques de proteína:	60 g de jamón
1 bloque de proteína:	1 huevo entero
2 bloques hidratos de carbono:	½ taza de guisantes
1 bloque hidratos de carbono:	½ taza de salsa de tomate casera
3 bloques de grasa:	1 cucharada de aceite de oliva
	sal

Preparación

Rehogar en una sartén los guisantes.
Añadimos la salsa de tomate y llevamos a ebullición.
Rompemos el huevo y dejamos que se cuaje.
Cubrimos con el jamón.

Pisto con berenjena
Pechuga de pollo a la plancha

3 bloques de proteína	90 g de pechuga de pollo
1 bloque hidratos de carbono:	1½ tazas de berenjenas cocidas
1 bloque hidratos de carbono:	1 taza de calabacines cocidos
½ bloque hidratos de carbono:	Cebolla y pimiento picados
½ bloque hidratos de carbono:	¼ taza de salsa de tomate casera
3 bloques de grasa:	1 cucharada de aceite de oliva
	sal

Preparación

Rehogar la cebolla y el pimiento verde; cuando la cebolla esté transparente, se añaden las berenjenas, los calabacines y la salsa de tomate.

Tapar y dejar cocer a fuego lento 30 minutos aproximadamente. Sazonar.

Ensalada de tomate, pimiento morrón, atún y huevo

2 bloques de proteína: 90 g de atún de lata escurrido
1 bloque de proteína: 1 huevo duro entero
2 bloques hidratos de carbono: 2 tomates enteros (de 60 g c/u)
1 bloque hidratos de carbono: ½ taza de pimiento morrón asado
3 bloques de grasa: 1 cucharada de aceite de oliva
                                ¼ ajo picado
                                sal

Calabacines gratinados
Hamburguesa a la plancha

1 bloque de proteína: 30 g de queso bajo en grasa
2 bloque de proteína: 60 g de hamburguesa de ternera
3 bloques hidratos de carbono: 2 calabacines pequeños
3 bloques de grasa: 1 cucharada de aceite de oliva

Preparación
   Cocemos los calabacines partidos por la mitad.
   Cubrimos de queso y gratinamos en el horno.

Escarola con ajo
Calamares a la plancha con cebolla y pimiento verde

3 bloques de proteína: 130 g de calamares
½ bloque hidratos de carbono: 2 tazas de escarola
1½ bloques hidratos de carbono: ¾ taza de cebolla pochada
1 bloque hidratos de carbono: ½ taza de pimiento verde pochado
3 bloques de grasa: 1 cucharada de aceite de oliva
                                    ⅓ cucharada de vinagre
                                    sal
                                    ¼ de diente de ajo

Ensalada de tomate con queso de Burgos y anchoílla

2 bloques de proteína:	60 g de queso de Burgos
1 bloque de proteína:	30 g de anchoíllas
1 bloque hidratos de carbono:	2 tomates (de 60 g la pieza)
2 bloques hidratos de carbono:	1 taza de uvas
3 bloques de grasa:	1 cucharada de aceite de oliva
	sal

Revuelto de ajos tiernos con gambas
Ensalada de frutas

1 bloque de proteína:	2 claras de huevo
2 bloques de proteína:	90 g de gambas
1 bloque hidratos de carbono:	½ taza de ajos tiernos
2 bloques hidratos de carbono:	1 kiwi y 1 taza de fresas
3 bloques de grasa:	1 cucharada de aceite de oliva

Endibias con tomatitos Cherry
Mejillones al vapor

3 bloques de proteína:	130 g de mejillones al vapor (sin concha)
½ bloque hidratos de carbono:	2 endibias enteras (165 g)
1 bloque hidratos de carbono:	1 taza de tomates Cherry
1 bloque hidratos de carbono:	½ copa de vino blanco
½ bloque hidratos de carbono:	½ melocotón
3 bloques de grasa:	1 cucharada de aceite de oliva
	⅓ cucharada de vinagre
	sal

Rodaballo al horno con patatas panadera

3 bloques de proteína:	130 g de rodaballo
3 bloques hidratos de carbono:	1 patata pequeña
3 bloques de grasa:	1 cucharada de aceite de oliva
	1 ramillete de perejil
	sal

Preparación

Cortar la patata en rodajas finas y colocarlas en el fondo de la bandeja del horno.

Pintar las patatas con aceite.

Colocar el rodaballo sobre las patatas y volver a pintar de aceite. Sazonar y añadir el perejil picado.

Meter al horno a 180 °C, 20 minutos aproximadamente.

Menús vegetarianos

(3 bloques)

Revuelto de tofu y champiñones

2 bloques de proteína:	4 claras de huevo
1 bloque de proteína +	
1 bloque hidratos de carbono:	90 g de tofú tierno
1 bloque hidratos de carbono:	2 tazas de champiñones cocidos
1 bloque hidratos de carbono:	½ taza de cebolla pochada
3 bloques de grasa:	1 cucharada de aceite de oliva
	¼ diente de ajo picado
	perejil picado
	sal

Preparación

Dorar el ajo en el aceite y añadir la cebolla, cocinarlo durante 10 minutos a fuego medio.

Añadir los champiñones cocidos, cocinarlo durante 5 minutos a fuego fuerte.

Deshacer el tofu con un tenedor y mezclarlo con el perejil y con los champiñones.

Batir las claras de huevo y mezclarlo todo.

Espinacas con sésamo
Hamburguesa de soja

3 bloques de proteína:	1½ hamburguesas de soja
2 bloques hidratos de carbono:	2 tazas de espinacas cocidas
1 bloque hidratos de carbono:	1 kiwi
2 bloques de grasa:	½ cucharada de aceite de oliva
1 bloque de grasa:	½ cucharadita de sésamo
	sal

Ensalada de tofu, queso fresco y nueces

2 bloques de proteína:	60 g de queso fresco bajo en grasa
1 bloque de proteína +	
1 bloque hidratos de carbono:	90 g de tofu tierno
½ bloque hidratos de carbono:	2 tazas de col lombarda
½ bloque hidratos de carbono:	2 tazas de berros
1 bloque hidratos de carbono:	1 zanahoria rallada
1½ bloques de grasas:	½ cucharada de aceite de oliva
1½ bloques de grasas:	3 nueces
	sal
	⅓ cucharada de vinagre

Ensalada de kiwi, queso fresco, soja en polvo y tomatitos

2 bloques de proteína:	60 g de queso fresco bajo en grasa
1 bloque de proteína:	1 medida de proteína de soja en polvo «EnerZona»
½ bloque hidratos de carbono:	2 tazas de lechuga
1½ bloques hidratos de carbono:	1½ kiwi
1 bloque hidratos de carbono:	1 taza de tomatitos Cherry
3 bloques de grasa:	1 cucharada de aceite de oliva
	sal
	⅓ cucharada de vinagre

*   *   *

Productos EnerZona

Los productos EnerZona están elaborados para ayudar a mantenernos en la Zona y llevar a cabo esta dieta cuando el ritmo de vida nos impide comer en la Zona.

La distribución de los valores nutritivos de los macronutrientes de estos productos es del 40 por ciento de carbohidratos, 30 por ciento de proteínas y 30 por ciento de grasas, la proporción ideal de 1 bloque de la Zona.

Barritas EnerZona Snack de 1 bloque, ideales para sustituir un tentempié de media mañana o merienda

Ejemplos:

1 yogur + 3 almendras = 1 barrita snack

Barritas EnerZona Nutrition Bar de 2 bloques, ideales para sustituir una cena de 2 bloques

Batidos EnerZona «Instant Meal»:

– Con agua: sustituye una comida de 2 bloques.
– Con una taza de leche semidesnatada (250 ml): sustituye una comida de 3 bloques.

Proteína EnerZona de suero de leche y de soja al 90%: ideales para complementar los bloques de proteína de cualquier comida

Se pueden tomar tanto disueltas en líquido (leche, café, zumo...) como añadidas a comida sólida gracias a su sabor neutro.

Aceite de pescado EnerZona Omega-3 RX, concentrado y destilado

Complemento nutricional de vital importancia en la regulación del nivel de triglicéridos, el flujo sanguíneo, la respuesta antiinflamatoria e inmunitaria y el rendimiento intelectual.

EnerZona Omega-3 RX, gracias a su elevada concentración (75% de Omega-3: 60% EPA + DHA) y a su elevada pureza, debido al proceso de destilación molecular al que se le somete, garantiza el aporte recomendado diario de 2,5 de omega-3 totalmente libre de toxinas.

10

De compras en la Zona de guerra

Ahí afuera hay una guerra. De hecho, cada vez que entres en el supermercado, considéralo una zona de guerra. Por un lado estás tú y
por el otro la industria alimentaria. Y la verdad es que la situación no
es nada justa. Los fabricantes de comida tienen armas de alta tecnología (las técnicas de venta, de distribución y de envasado), y tú no.
Ellos tienen los recursos (la publicidad), y tú no. Por eso, lo único que
te queda es el conocimiento. Ponlo en práctica y ganarás la batalla y
también la guerra.

Empecemos por el principio. Antes de ir a la guerra, es decir, de salir a comprar, asegúrate de que estás preparado. Cómete un tentempié
de la Zona, y cuando llegues a la tienda, sigue el siguiente plan de batalla: intenta quedarte en la periferia del supermercado; nunca recorras
los pasillos, ya que cuando te aventuras en ellos, es como una escena de
Moby Dick, en la que Ahab te tienta a ir detrás de todos esos hidratos
de carbono empaquetados en vistosos envases para que te los lleves
a casa. Y aunque la tripulación de Ahab no tenía poder para evitar su
destino, tú no estás en esa misma situación.

Por una vez, el Gobierno está de tu parte en esta lucha de ingenio.
Las etiquetas de la composición nutritiva que antes te parecían tan ab-
surdas, ahora te prorpocionan la información que necesitas para elegir
bien lo que comes. Examinemos detalladamente lo que generalmente
se considera otra intervención del Gobierno en nuestras vidas: la etiqueta del valor nutritivo que se encuentra en todos los productos envasados. Cuando la gente se la lee (véase figura 10.1), lo único que suele mirar es una cosa: los temidos gramos de GRASA.

Pero si has llegado hasta esta página, ya sabrás que la grasa no es tu
enemiga y que, de hecho, hasta puede ser tu mejor aliada para entrar en
la Zona. En realidad, en esas etiquetas en las que aparece el valor nutritivo de un determinado alimento es donde se encuentra la auténtica

información que te permitirá ganar esta guerra. ¿Y en qué consiste esa información? Pues bien, en la proporción que hay entre proteínas e hidratos de carbono de ese producto alimenticio.

Datos sobre nutrición

Ración

N° de raciones

Cantidad por ración

Calorías	Calorías grasas
	% del valor diario*
Total grasas	
Grasa saturada	
Colesterol	
Sodio	
Potasio	
Total hidratos de carbono	
Fibra	
Azúcares	
Proteínas	

Figura 10.1. Etiqueta del valor nutritivo

Exacto. Todos los productos alimenticios envasados llevan la información que necesitamos para ganar la guerra de la Zona. Por cada 3 g de proteína, queremos 4 g de hidratos de carbono. Seamos sinceros. Es altamente improbable que en todas esas estanterías del supermercado encontremos un solo producto con la proporción justa de proteína e hidratos de carbono. El secreto está en mezclar y combinar alimentos hasta conseguirla. Si quieres hacer esta combinación dentro de los límites del supermercado, tendrás que recurrir de nuevo a los bloques. Convierte en bloques cada etiqueta (divide por 7 g el número de gramos de proteína por ración, y por 9 g el número de gramos de hidratos de carbono por ración) y enseguida sabrás qué otros alimentos tendrás que comprar para mantener tu carburador hormonal en un equilibrio exacto.

Analicemos, por ejemplo, el valor nutritivo de uno de los primeros alimentos de conveniencia que se introdujeron en Estados Unidos: los Grape-Nuts (cereales). ¿Qué hay más estadounidense que eso? Conozco perfectamente la cuestión. Cuando era estudiante y practicaba atletismo, me alimentaba de cereales con frutos deshidratados. Los tomaba para desayunar, para merendar, para cenar (no me gustaban las verduras ni la proteína baja en grasa) y como tentempié antes de acostarme. Pero ¿qué es lo que estaba comiendo realmente? Azúcar, y en gran cantidad. Examinemos la etiqueta. La figura 10.2 nos muestra el valor nutritivo de estos cereales.

Datos sobre nutrición

Ración: 1/2 taza

Nº de raciones: 8

Cantidad por ración

Calorías: 200   Calorías grasas: 10

% del valor diario*

Total grasas: 1 g

   Grasa saturada: 0 g

Colesterol: 0 mg

Sodio: 350 mg

Potasio: mg

Total hidratos de carbono: 47 g

   fibra: 5 g

   Azúcares: 7 g

Proteínas: 6 g

Fig 10.2. Valor nutritivo de los cereales para el desayuno

Una ración de media taza (58 g) contiene 6 g de proteína y 47 de hidratos de carbono; pero como también contiene 5 g de fibra, el contenido total de hidratos de carbono promotores de insulina es sólo de 42 g. Aunque nadie come solamente 30 g de cereales (la cantidad es aproximadamente unos 115 g, que es con lo que se llena una taza de tamaño normal). Sin embargo, tanto si tomaba 30 g como 115, la proporción entre proteína e hidratos de carbono y, por tanto, su efecto en mi carburadorador hormonal, eran los mismos.

Supongamos que como la ración típica de 115 g. Con ella obtengo 12 g de proteína pero, debido a su contenido en fibra, mi cuerpo absorberá menos cantidad que la cifra de proteína que aparece en la etiqueta. Si sólo absorbiera un 75% (que es lo que ocurre con casi todas las fuentes de proteína no animal), eso significaría que de esa ración obtendría 9 g de proteína. Tomemos esos 9 g y dividámoslos por 84 g de hidratos de carbono, lo cual nos da una proporción de 0.11 entre esos dos macronutrientes. Como lo que intento es consumir 3 g de proteína por cada 4 g de hidratos de carbono (una proporción entre proteína e hidratos de carbono de 0,75), una taza de cereales no me pondrá en la Zona.

En realidad, la proporción entre proteína e hidratos de carbono de los cereales del desayuno es muy similar a la de la típica barra de caramelo. Incluso aunque se le añada un poco de leche, la proporción apenas variará. Por lo tanto, no es de extrañar que nunca llegase a la NBA.

Sin embargo, una manera mejor de hacer los cálculos consiste en dividir los gramos en bloques. Examinemos, pues, por bloques, la ración típica de 115 g de cereales. Nueve gramos de proteína son un poco más de un bloque de proteína (9 g de proteína absorbida dividida por 7 g de proteína por bloque). Ochenta y cuatro gramos de hidratos de carbono son aproxidamente 9 bloques de hidratos de carbono (84 g divididos por 9 g de hidratos de carbono por bloque). Aquí hay algo que no cuadra. ¿El qué? Pues que en primer lugar, la proporción de los bloques de proteína a los de hidratos de carbono no está cerca del 1:1 necesario para mantener ajustado el carburador hormonal. Y segundo, que estás consumiendo muchos más hidratos de carbono de los que tomaría en una sola comida una persona mucho más alta y pesada que tú. Tercero, no hay bloques de grasa. En resumen, un desastre hormonal, aunque es un desastre hormonal que puede corregirse. Come menos cereales (unos 30 g, que te aportarán tres bloques de hidratos de carbono), con un poco de leche descremada, añade otros tres bloques de proteína baja en grasa (como ¾ de taza de requesón sin grasa y tres bloques de grasa como pueden ser tres nueces de macadamia). Ahora ya tienes la fórmula ganadora. Y, desde luego, siempre hay opciones mejores, como la de sustituir del todo los cereales por una taza de fresas y una naranja. De este modo empezarás a ganar la batalla.

Examinemos a continuación el valor nutritivo de una lata de atún de 180 g.

Cada ración contiene 12 g de proteína, 5 g de grasa y cero g de hidratos de carbono. Así, tenemos dos bloques de proteína por ración (12 g dividido por 7 g son aproximadamente dos bloques), dos bloques de grasa interna (5 g divididos por 1,5 g de un bloque de grasa son aproximadamente tres bloques) y cero hidratos de carbono.

Datos sobre nutrición

Ración: 30 g

Nº de raciones: 2,5

Cantidad por ración

Calorías: 95 | Calorías grasas: 45

% del valor diario*

Total grasas: 5 g

Grasa saturada: 2 g

Colesterol: 35 mg

Sodio: 250 mg

Potasio: mg

Total hidratos de carbono: 0 g

Fibra: 0 g

Azúcares: 0 g

Proteínas: 12 g

Fig 10.3 Valor nutritivo del atún en lata

He aquí un ejemplo de la grasa escondida en todas las fuentes de proteína baja en grasa. Cada bloque de proteína baja en grasa contendrá aproximadamente un bloque de grasa. Esta grasa interna no basta para obtener el máximo rendimiento del carburador hormonal. Para ello, hay que añadirle un bloque adicional de grasa por cada bloque de proteína baja en grasa. Ahora, si sumas la grasa interna de la proteína baja en grasa y la grasa externa que piensas comer, conseguirás el equilibrio adecuado de proteína, hidratos de carbono y grasa.

Sin embargo, nadie se toma sólo media lata de atún, por lo que descifraremos el valor nutritivo de toda la lata y veremos que contiene unas tres raciones. De este modo, una lata entera de atún contendrá seis bloques de proteína y ninguno de hidratos de carbono. Como es obvio, si piensas comerte la lata entera, tendrás que añadirle seis bloques de hidratos de carbono y seis bloques externos de grasa, lo que podría traducirse en dos rebanadas de pan, una manzana y una cucharada de mayonesa; eso daría como resultado un bocadillo muy grande aunque, dividido por la mitad, se convertiría en dos comidas de tres bloques cada una. También puedes decantarte por una ensalada abundante con una lechuga, dos cebollas, tres tomates y tres pimientos verdes, aliñada con seis cucharadas de aceite y vinagre. En este caso, si dividimos la ensalada en dos tendremos, asimismo, platos de tres bloques cada uno. Y si te parece demasiado, reduce el tamaño de la ensalada y cómete una pieza de fruta. La decisión es tuya, siempre y cuando mantengas ajustado el carburador hormonal.

¿Y qué ocurre con los alimentos ricos en grasa, como los cacahuetes? Mucha gente cree que tienen mucha proteína porque se les ha dicho que la mantequilla de cacahuete es una fuente de proteína ideal para los niños. En realidad, tanto los cacahuetes como la mantequilla que se obtiene de ellos son grandes fuentes de grasa con un poco de proteína e hidratos de carbono. Examinemos el valor nutritivo de una lata de cacahuetes, aunque espero que no tengas intención de comerte la lata entera, ya que la ración de cacahuetes (a diferencia del atún) es de unos 30 g (15 cacahuetes). De esos 15 cacahuetes obtendrás 11 g de grasa, 6 g de proteína y 7 g de hidratos de carbono. Si lo pasamos a bloques, obtendremos 7 bloques de grasa (11 g divididos por 1,5 g son siete bloques), un bloque de proteína (6 g divididos por 7 g equivale aproximadamente a un bloque), y uno de hidratos de carbono (7 g divididos por 9 g son aproximadamente un bloque). De este modo, aunque los cacahuetes y otras semillas y frutos secos tienen una proporción adecuada entre proteína e hidratos de carbono, por lo que a la Zona se refiere, son esencialmente grasa.

Datos sobre nutrición

Ración: 30 g

Nº de raciones: 16

Cantidad por ración

Calorías: 150   Calorías grasas: 90

% del valor diario*

Total grasas: 11 g

  Grasa saturada: 1,5 g

Colesterol: 0 mg

Sodio: 115 mg

Potasio: 180 mg

Total hidratos de carbono: 7 g

  Fibra: 2 g

  Azúcares: 0 g

Proteínas: 6 g

Fig 10.4. Valor nutritivo de una bolsa de cacahuetes

Sin embargo, *puedes* utilizarlos para añadir este macronutriente a otros alimentos que sean demasiado bajos en grasa, a fin de sacar el máximo rendimiento del carburador hormonal (y eso es cierto sobre todo en el caso de los cacahuetes recién molidos o de la mantequilla de cacahuete natural, que no contiene aditivos, sólo cacahuetes recién molidos).

Ahora que ya sabes convertir en bloques los valores nutritivos que aparecen en los envases de los alimentos, demos un paso más y busquemos un plato precocinado congelado para ver qué ocurre. La figura 10.5 muestra el valor nutritivo que aparece en los envases de un típico plato precocinado y congelado: los raviolis a la florentina bajos en grasa.

Datos sobre nutrición

Ración: 1

Nº de raciones: 1

Cantidad por ración

Calorías: 220   Calorías grasas: 15

% del valor diario*

Total grasas: 2 g

  Grasa saturada: 0 g

Colesterol: 5 mg

Sodio: 450 mg

Potasio: mg

Total hidratos de carbono: 43 g

  Fibra: 4 g

  Azúcares: 10 g

Proteínas: 9 g

Fig 10.5. Valor nutritivo de unos raviolis precocinados bajos en grasa

Lo primero que vemos es que la carne es baja en grasa (porque aún seguimos «obsesionados» con el contenido de grasa) un total de 2 g. De hecho, en la caja pone: «¿Cómo puede ser tan bajo en grasa y a la vez tan delicioso?». 2 g de grasa son aproximadamente un bloque de grasa (2 g dividido por 1,5 es igual a un bloque aproximadamente). Ahora veamos el contenido en hidratos de carbono. Veremos que tenemos 43 g, pero no olvides que lo realmente importante es el contenido en hidratos de carbono promotores de insulina. Como el plato tiene 4 g de fibra, hay que restar esta cifra de la cantidad total de hidratos de carbono, lo que nos da 39 g de hidratos de carbono promotores de insulina. Esto equivale a cuatro bloques de este macronutriente (39 g divididos por 9 g es igual a unos cuatro bloques) ¿Y la proteína? Bien, sólo tiene 9 g de proteína, lo que equivale a un bloque de este macronutriente (9 g dividido por 7 g es igual a un bloque, más o menos). La proporción de cuatro bloques de hidratos de carbono por uno de proteína es casi la misma que la de una barrita de chocolate Hershey con almendras. No es pues de extrañar que estos raviolis sean tan deliciosos.

Por eso, antes de terminarte ese plato congelado, ¿qué puedes hacer para que esa comida sea hormonalmente correcta? Primero, necesita más proteína. Como los ravioles contienen 4 bloques de hidratos de carbono, habrá que agregar tres bloques de proteína para obtener un total de 4. Ve al frigorífico y coge 90 g de pechuga de pavo o atún para comértelos con los ravioles. Pero aun así, todavía no lo tendrás todo. Necesitas tres bloques más de grasa, y lo mejor es que sea grasa monoinsaturada. En este caso, lo más fácil será añadir al plato 3 cucharaditas de almendras troceadas o 3 nueces de macadamia. Ahora ya tenemos un menú campeón en el ámbito hormonal, aunque al principio sólo era un perdedor. ¿Y el total de calorías con toda esa proteína y esa grasa que hemos añadido? ¡365! Un menú campeón en el ámbito hormonal es también un menú bajo en calorías. No será tan apetitoso como los más de cincuenta platos que aparecen en el capítulo 9, pero al menos será una comida relativamente rápida que no te pondrá fuera de la Zona.

Ahora bien, lo mejor es comprar alimentos frescos y cocinarlos uno mismo. Al fin y al cabo, ¿quién querrá tomarse una comida congelada cuando se puede disfrutar de recetas caseras que han pasado de generación en generación? En casa, la gente no come más de diez platos distintos, sus platos favoritos, que repite una y otra vez. Así, ¿por qué no utilizar esas diez recetas caseras preferidas y convertirlas en campeonas hormonales, como hemos hecho con los ravioles a la florentina bajos en grasa, y disfrutar una y otra vez?

11

Los restaurantes y la Zona

En realidad, ¿quiénes son los que comen en la Zona? Por sorprendente que parezca, los franceses y los italianos del norte casi lo han conseguido sin ni siquiera proponérselo. Estas dos culturas y sus gastronomías respectivas son famosas por su refinamiento y sofisticación.

Piensa en un elegante restaurante francés de cuatro estrellas. Por un precio medio tendrás un vaso de vino excelente, una pequeña cantidad de proteína en el centro del plato, cubierta por una deliciosa salsa, rodeada por un anillo externo de verduras artísticamente preparadas, y un pequeño plato de ensalada para limpiar el paladar. Aunque te hayas tragado cinco platos en un bufé libre a base de pasta por menos dinero de lo que has pagado en el restaurante francés, en éste te habrán servido un auténtico menú de la Zona: las cantidades adecuadas de proteína, verduras con un bajo índice glucémico y tal vez hasta un vaso de vino. ¿Y en un restaurante italiano de cuatro estrellas? Por el mismo precio más o menos, tendrás un vaso de vino, un trozo de pescado en el centro de plato, rodeado de un anillo externo de verduras artísticamente preparadas y un pequeño plato de pasta como acompañamiento.

Ninguno de estos menús supera las 500 calorías (una regla de la dieta de la Zona), y ambos tienen el equilibrio adecuado entre la proteína y los hidratos de carbono (otra regla de la Zona). Y nadie puede acusarte de no haber comido bien.

Pero ¿cómo seguir jugando cuando se va a un restaurante de esos en el que el cliente satisfecho es el que, después de comer, tiene que desabrocharse el cinturón? He aquí unas simples reglas que deberás seguir en cualquier tipo de establecimiento, ya sea un restaurante de cuatro estrellas o uno de comida casera.

Regla n°. 1. Nunca comas pan. Si vas a comer hidratos de carbono desfavorables, resérvalos para los postres.

Regla n°. 2. Primero, elige siempre la proteína baja en grasa. De este modo sentarás las bases para todo lo demás.

Regla n°. 3. Pide siempre al camarero que te sustituya el arroz, la pasta o las patatas por verdura. Te sorprenderá la amabilidad con la que te tratarán.

Regla n°. 4. Mientras esperas la cena, tómate un vaso de vino tinto o de agua mineral y deja que tus acompañantes pellizquen los panecillos. Intenta entablar una conversación para dejar pasar el tiempo, en vez de dedicarte a picar.

Regla n°. 5. Cuando te hayan servido la cena, utiliza el método visual para controlar la escena. Observa el tamaño del plato de proteína que has pedido. Si es más grande que la palma de tu mano, piensa en llevarte lo que sobre (será mejor que pasar el día siguiente a base de requesón). Luego mira de nuevo el plato para ver si los hidratos de carbono son favorables o desfavorables.

Regla n°. 6. El volumen de proteína baja en grasa que vayas a comer deteminará el volumen de hidratos de carbono que ingieras. Si comes hidratos de carbono favorables, puedes doblar su volumen, comparado con el de la ración de proteína. Si vas a comer hidratos de carbono desfavorables, sólo podrás tomar el mismo volumen de estos macronutrientes que de proteína.

Regla n°. 7. Si realmente vas a un restaurante a comerte el postre, no tomes ningún hidrato de carbono (favorable o desfavorable) con la comida. Cuando aparezca el camarero con la carta de postres, pide lo que quieras pero proponte tomarte sólo la mitad. (Recuerda que has ahorrado tu asignación de hidratos de carbono y que ahora puedes retirarlos del banco y utilizarlos.) ¿Y el resto del postre? Ofréceselo a tus acompañantes. Estoy seguro de que te ayudarán encantados. ¿Y el mejor postre? Siempre la fruta.

No ha resultado muy difícil, ¿verdad? De hecho, es fácil hacerlo en el restaurante de cuatro estrellas donde, para empezar, no sirven platos muy abundantes. En un restaurante típico estadounidense la cosa se complica porque las raciones son inmensas. Esto es lo que les ha ocurrido a los restaurantes estadounidenses durante la última generación. Como tenemos los alimentos más baratos del planeta, la gente espera que le den el valor de su dinero consumiendo cantidades ingentes de calorías. Todo tiene un tamaño exagerado (la única excepción son los restaurantes de cuatro estrellas antes mencionados, en los que la presentación y la calidad cuentan más que la abundancia). Y como se trata de una cuestión de cantidad, los dueños de los restaurantes se enriquecen sirviendo hidratos de carbono (cuyo precio está por los suelos) en vez de proteínas (que son relativamente caras).

Sin embargo, siempre que tengas presente las reglas anteriores, te será fácil tomar comidas hormonalmente equilibradas, incluso en los restaurantes de comida rápida. Tomemos el ejemplo de una hamburguesería. Pide dos hamburguesas pequeñas y aparta uno de los panecillos. Pon las hamburguesas en el otro, y adelante. Tal vez sea una comida un tanto elevada en grasa saturada y todos los hidratos de carbono sean desfavorables, pero si no lo haces muy a menudo, en el aspecto hormonal no es demasiado terrible. Además, en esos establecimientos hay opciones mejores, como los sandwiches de pollo a la plancha y las ensaladas. Elimina las tres cuartas partes del panecillo y los picatostes de pan de la ensalada y obtendrás una ensalada de pollo a la plancha con un poco de pan. Es rápido, fácil y hormonalmente correcto.

Las hamburgueserías son de gran ayuda si no tienes tiempo de cocinar o de sentarte en un restaurante. En la *Dieta para estar en la Zona* encontrarás un resumen más amplio de todas esas comidas rápidas, pero las mejores son las que uno mismo se puede confeccionar, tanto en contenido como en cantidad, en los autoservicios. Escoge primero entre las verduras y las ensaladas, con sus correspondientes aceitunas como grasa añadida. Luego toma proteína baja en grasa: pollo, pavo o atún, para terminar con la fruta. Tal vez te resulte algo más caro que un bollo y un café, pero es tu salud lo que está en juego.

¿Y si viajas constantemente? ¿Cómo puedes estar siempre en la Zona? He aquí unos cuantos consejos para los guerreros en viaje de negocios. Si vas a pasar un par de días en un hotel que tiene frigorífico en la habitación, ve a comprar fruta y fiambres bajos en grasa o requesón. Por cada media pieza de fruta, come 30 g de fiambre magro o 60 g de requesón bajo en grasa. Con esto podrás hacerte sencillos tentempiés antes de salir a comer, lo que te facilitará tomar un menú de la Zona en el restaurante. Y antes de acostarte, acuérdate de comer un rápido «retoque hormonal» para que duermas bien en esa cama extraña.

Ten presente que si haces muchos viajes de negocios, la comida será uno de los factores clave en tu éxito ya que de ella dependerá la concentración mental de que gozarás a lo largo del día. Aquí tienes tres consejos para que tu carburador hormonal se mantenga siempre ajustado: a la hora del desayuno, cómete una tortilla de tres huevos (pide que te la hagan sólo con las claras o con sucedáneo de huevo) y fruta, pero nada de tostadas ni tampoco de fiambres o carnes rojas. Para almorzar, tómate un bocadillo de ensalada de pollo y, para cenar, pescado con una porción extra de verduras en sustitución de las patatas o el arroz. Y, por supuesto, no pruebes el pan. La vida ya es bastante dura cuando se está de viaje sin tener que salirse de la Zona.

Si conoces las reglas, seguir la dieta de la Zona fuera de casa te será muy sencillo. Tienes que decir «no» a la abrumadora oleada de hidratos de carbono a la que estás constantemente expuesto. Si te resulta difícil, piensa que estos macronutrientes son una droga. Cuanta más cantidad tomes de ellos, más fácil te será alcanzar una sobredosis. En este caso, una sobredosis de hidratos de carbono te provocará una secreción excesiva de insulina, lo cual, a la larga, puede matarte. De esta manera te será más fácil prescindir de los panecillos la próxima vez que vayas a comer a un restaurante.

12

Tu carné de control de la Zona

La pregunta más importante que un médico puede hacerle a un paciente es: «¿Cómo se encuentra?». Es la misma pregunta que te harás tú cuando sigas la dieta de la Zona. Mi regla básica, tanto si se refiere a una nueva dieta, una vitamina, un mineral o una hierba, es seguirla o tomarla durante dos semanas. Si después de transcurrido ese tiempo no te sientes apreciablemente mejor, es probable que ya no te ocurra.

La dieta de la Zona no es distinta. ¿Cuáles son los resultados que esperas obtener al principio? Si eres como la mayoría de las personas, lo que estarás buscando son tres cosas: pensar mejor, rendir más y tener mejor aspecto.

¿Cómo se puede pensar mejor? Una vez que empieces a estabilizar tus niveles de azúcar en la sangre, tu pensamiento se clarificará y concentrará más. Piensa en lo que ocurre cuando te comes un gran plato de pasta al mediodía. Al cabo de dos horas apenas puedes mantener abiertos los ojos. La peor pesadilla para un ejecutivo es la de tener que cerrar un importante negocio por la tarde, después de haberse comido un gran plato de pasta. Si quieres contar con la herramienta más productiva del mundo, considera la posibilidad de seguir la dieta de la Zona.

En segundo lugar, quieres rendir más. Cuando estás en la Zona, cuentas con una tarjeta de crédito hormonal con la que recurrir a tu grasa corporal almacenada, una fuente de energía prácticamente ilimitada. De ese modo tendrás más energía ahorrada para gastar en el trabajo o en casa o en tus aficiones.

Y, por último, deseas gozar de mejor aspecto. En la dieta de la Zona no perderás peso rápidamente pero sí el exceso de grasa corporal a casi el máximo ritmo genéticamente posible, que es de unos 400 o 600 g a la semana. Transcurridas dos semanas, la ropa, sobre todo a la altura de la cintura, te sentará mucho mejor.

Pero aun en el caso de que consigas seguir la dieta de la Zona a la perfección, te recomiendo encarecidamente que cada 30 días te comas un gran plato de alimentos ricos en hidratos de carbono como la pasta. ¿Para qué volver a descender al infierno de los hidratos de carbono? Sólo para que notes la diferencia entre estar en la Zona y estar fuera de ella, aunque sólo sea durante una comida. ¿Qué se puede esperar después de ese gran plato de pasta? Una resaca insulínica con pérdida de concentración mental, aturdimiento y dificultades para despertarse al día siguiente, hinchazón en las manos y los pies, etcétera. Será una lección muy instructiva acerca del poder de la comida. Considéralo una forma de Anabuse (el Anabuse es un medicamento utilizado para el tratamiento del alcoholismo, que hace que el alcohólico se sienta gravemente enfermo si prueba el alcohol). Pero no te preocupes, cuando hagas la prueba sólo te encontrarás a una distancia de la Zona de una comida, por lo que podrás regresar a ella de inmediato.

¿Y los menús? ¿Cómo sabrás si estás preparando comidas hormonalmente campeonas? Podrías hacerte un análisis radioinmune de tus niveles de insulina en la sangre cada dos horas, lo que es muy poco realista, o tests de azúcar cada dos horas, algo también improbable. En mi opinión, la manera más sencilla de saberlo es preguntarte cómo te encuentras en las cinco o seis horas después de haber comido. Si mantienes la concentración mental y no sientes hambre en ese intervalo de tiempo, es que tu receta es una campeona hormonal. Anota ese menú, con los ingredientes y las cantidades exactas en tu libro de recetas para poder volver a él cada vez que quieras. Igual que te ocurre con los medicamentos, esa comida siempre te producirá la misma respuesta hormonal.

Procura que tu libro de recetas sea lo más amplio posible. Para muchas personas ese libro se compone sólo de diez menús. ¿Por qué? Pues porque mucha gente ni siquiera come tantos platos diferentes en casa, aunque si te pareces a mi esposa y a mí, es probable que tengas miles de recetas después de haberte apuntado a un club culinario hace unos años, aunque sigas comiendo una y otra vez esos pocos platos que son los que más te gustan. Si cada uno de ellos es un campeón hormonal, comerlos será lo mismo que tomarse el fármaco más poderoso que exista para pensar mejor, rendir más y tener mejor aspecto. Hay muchas personas dispuestas a pagar cifras astronómicas por esos fármacos, personas que no saben que están en el recetario de los menús campeones de la Zona.

Sentirse mejor, pensar mejor, rendir más y tener mejor aspecto es un indicador de que te encuentras en la Zona, aunque en esta época dominada por la tecnología las personas buscan cifras que les confirmen que se sienten mejor. Pero ¿qué puedes hacer tú solo para confirmar que en tu cuerpo se están produciendo cambios fisiológicos beneficiosos? Lo primero de todo, controlar el cambio en el porcentaje de grasa corporal. La ropa te sienta mejor, aunque el peso que marca la báscula no es que baje muy deprisa. Miras las cifras para confirmar el hecho de que la ropa te sienta mejor. Al analizar tu estado de salud, sin embargo, el peso no es tan importante como el porcentaje de grasa corporal. Así, pues, calcula de nuevo ese porcentaje para tener la confirmación de que, realmente, la ropa te sienta mejor. Con las tablas del Apéndice C podrás hacer este cálculo y repetirlo cada semana.

Pero estas tablas, ¿son verdaderamente fiables? Para responder a esta pregunta, hice un estudio en la Fundación de Investigación Médica de Houston en el que comparé el porcentaje de grasa corporal en individuos normales determinado por las tablas de la Zona con los resultados obtenidos en esos mismos individuos mediante la absorciometría de rayos X de energía dual (unas pruebas para medir la grasa corporal realizadas con aparatos de alta tecnología). La variación en los resultados obtenidos con las Tablas del Apéndice aplicando la absorciometría radiológica sólo fue de un 1 a un 2% en el cálculo de grasa corporal. Quizá alguna vez te hagas una absorciometría radiológica, pero por ahora mídete cada día con las Tablas. No olvides que todo depende de tu punto de partida. A medida que bajes los niveles de grasa corporal, también bajarás los niveles de insulina, y a medida que bajes los niveles de insulina, te será mucho más fácil permanecer en el centro de la Zona.

¿Y si todavía quieres más números? Pues hazte un análisis de sangre. Mucha gente, incluido yo, no soporta las analíticas. Pero si te sientes mejor, querrás someterte a todas las pruebas que haya para confirmar esa mejoría. A muchas personas les da pánico hacerse un análisis de sangre porque se sienten enfermas y el análisis no hará más que confirmar hasta qué punto lo están. Por eso, no es de extrañar que cuando te sientas bien, quieras hacerte todos los análisis posibles para felicitarte a ti mismo. La cuestión es saber qué pruebas son las que te lo confirmarán.

Una de las mejores es tomarse la tensión arterial, sin pinchazos y sin sangre. La tensión arterial es muy sensible a la hiperinsulinemia.

Una vez que lo hayas hecho, pídele a tu médico que te saque sangre y te haga los siguientes análisis:

- Triglicéridos en ayunas
- Lipoproteínas de alta densidad (HDL: High Density Lipoproteins; en castellano: LAD) en el colesterol
- Proporción entre triglicéridos en ayunas y HDL en el colesterol
- AA/EPA (ratio ácido araquidónico frente a ácido eicosapentaenoico)
- Insulina en ayunas
- Hemoglobina glucosilada (HgA$_1$C)

Estos son los más típicos, aunque los dos últimos no suelen realizarse porque salen más caros. ¿Qué resultados debes esperar? Pues que los triglicéridos en ayunas estén por debajo de los 100 mg /dl, y las LAD del colesterol por encima de los 50 mg /dl. Eso significa que la proporción entre triglicéridos y las LAD del colesterol será menor de 2,0. La insulina en ayunas debe encontrarse por debajo de los 10 μ unidades/ml, y la hemoglobina glucosilada por debajo del 5 por ciento. La proporción entre los triglicéridos y las LAD del colesterol es lo que indica el nivel de insulina. Cuanto más alta sea esta proporción, más elevados estarán los niveles de insulina. Por último, la hemoglobina glucosilada te indica el mantenimiento de los niveles de azúcar en la sangre a largo plazo. Cuanto más baja sea la hemoglobina glucosilada, mejor habrás mantenido la insulina bajo control. El ratio AA/EPA es un indicador muy exacto y reciente del equilibrio hormonal que alcanzamos. Un valor ideal, encontrado en la población japonesa, es de 1,5, y un valor bueno es de 3. Con la dieta de la Zona y el aporte de aceite de pescado EnerZona Omega-3 RX de 2,5 g diarios, vamos a conseguir ir alcanzando estos valores ideales del ratio AA/EPA.

El nivel de control de la glucosa lo determinamos mediante el ratio AA/EPA. Cuanto más se acerque al valor de 3 («bueno») o de 1,5 («ideal»), mayor será el control del nivel de insulina. Cuanto más controlado esté nuestro nivel de insulina, menos cantidad de Omega-3 RX tomaremos, y cuanto menos controlado esté nuestro nivel de insulina, más cantidad de Omega-3 RX deberemos ingerir diariamente.

Las cifras de estos parámetros clínicos te ofrecen unas metas muy objetivas con las que marcar tu progreso. En otras palabras, los análisis de sangre te dirán si te has portado bien o mal. Éstas son tus metas. Tal vez te lleve algo de tiempo conseguirlas, pero si piensas mejor, rindes más y tienes mejor aspecto a medida que avanzas hacia ellas, puedes permitirte tardar un poco.

Pero ¿por qué son tan importantes estas cifras? Pues simplemente porque indican el alcance de cualquier hiperinsulinemia y, por lo tanto, la posibilidad de que te alejes de la Zona y te encamines hacia una enfermedad crónica. Si tus triglicéridos superan los 200 mg/dl y tus LAD del colesterol están por debajo de 35 mg/dl, tendrás problemas ya que eres hiperinsulinémico. Del mismo modo, una insulina en ayunas por encima de las 15 m unidades/ml también significa que estás en peligro porque eres hiperinsulinémico. Y una hemoglobina glucosilada por encima del 9% significa que corres gran riesgo porque eres hiperinsulinémico.

Ahora bien, ¿por qué estas cifras suponen un riesgo tan grande? Pues porque el principal factor de riesgo que determina la posibilidad de desarrollar una enfermedad cardíaca no es el colesterol alto ni la tensión arterial sino los niveles elevados de insulina. Si eres hiperinsulinémico, secretas más cantidad de un cierto tipo de hormonas (por ejemplo, los eicosanoides «malos»), lo cual provoca enfermedades. Y como ya sabrás, si has leído la *Dieta para estar en la Zona*, eso supone un gran riesgo.

Pero, ¿por qué la medicina no descubre ningún fármaco que mantenga a raya la insulina? Pues porque ese fármaco ya existe y se llama comida. Si eres hiperinsulinémico, empieza a utilizarlo de inmediato. Tu vida depende de ello.

13

Vivir en la Zona

Vivir en la Zona no consiste sólo en comer. Tienes que hacer todo lo posible para mantener a raya los niveles de insulina.

Lo que comas y cómo lo comas son factores de importancia vital para llegar a la Zona, pero si quieres mantenerte en ella de una forma permanente y aumentar tu calidad de vida hay otras dos cosas que debes hacer. Dos cosas que, al igual que comer, puedes ponerlas en práctica tú solo. Esos elixires mágicos hormonales son el ejercicio y la disminución del estrés. Antes de apuntarte a un gimnasio o marcharte a la India en busca de un gurú, permíteme que te explique una manera muy simple de integrar estas dos estrategias de control hormonal a tu vida cotidiana.

EL EJERCICIO

Esta palabra asusta a muchas personas, no porque piensen que no es importante sino porque no tienen tiempo para practicarlo. Sin embargo, hay dos tipos de ejercicio que deberías hacer cada día: el aeróbico y el anaeróbico.

Hacer ejercico aeróbico significa realizar un tipo de ejercicio que requiera oxígeno. Como ya dije en la *Dieta para estar en la Zona*, para muchas personas el mejor ejercicio es caminar. Camina quince minutos en una dirección y luego desanda tus pasos. Puedes hacerlo por la mañana, a la hora de comer, por la tarde. Lo único que necesitas es proponértelo. Aparca el coche a quince minutos de distancia de la oficina y ve caminando y, cuando salgas, vuelve al coche caminando.

No necesitas apuntarte a un gimnasio ni comprarte aparatos de diseño ni invertir en unas zapatillas de deporte de alta tecnología. Con esto no quiero decir que el ejercicio aeróbico intensivo no reporte grandes beneficios, pero lo mejor es que conviertas en un hábito esa media hora diaria de paseo antes de que decidas aumentar tu nivel de actividad. Nunca he comprendido la lógica de muchos de los gimnasios más elegantes de California en los que hay un mozo en el aparcamiento. ¿Por qué no aparcan los clientes el coche ellos mismos y caminan hasta el gimnasio?

¿Y el ejercicio anaeróbico? ¿Se trata de levantar pesas? ¿Significa apuntarse a un gimnasio siniestro y estar rodeado de inmensas figuras que parecen sacadas de una película? No. De hecho, esto lo puedes hacer en tu cuarto o en la habitación del hotel, si viajas mucho. Sólo te llevará cinco minutos al día.

Además, el peso que utilizarás será el de tu propio cuerpo, ya que vayas a donde vayas, siempre lo llevas contigo. Es el único equipo que necesitas. Trabaja los músculos superiores y los inferiores del cuerpo en dos sencillos ejercicios: flexiones y abdominales.

Empecemos con las flexiones. A muchas personas, sobre todo a las mujeres, les cuesta hacer las flexiones, especialmente si pesan demasiado o no están en forma. La clave para todos los ejercicios de la mitad superior del cuerpo está en mantener la espalda recta. Una posición correcta es más importante que el número de veces que se repita el ejercicio.

Si tu peso es realmente excesivo y no estás en forma, empieza a practicarlo apoyándote en la pared y dándote impulso para alejarte de ella. Cuando puedas hacer fácilmente tres tandas de entre diez y quince «alejamientos», estarás preparado para pasar al siguiente nivel. Sitúate a 60 centímetros más o menos del mostrador de la cocina. Apoya las manos en él. Baja el cuerpo hacia el mostrador y luego sepárate de él. Cuando puedas hacer tres tandas de entre diez y quince ejercicios de este tipo, estarás preparado para hacer las flexiones arrodillado. (Cada vez estás más cerca de las temidas flexiones tradicionales.) Arrodíllate en el suelo con el pecho pegado a él. Apoya las manos en el suelo a la altura de los hombros y levanta la mitad superior del cuerpo sin despegar las rodillas del suelo. Cuando puedas hacer fácilmente tres tandas de entre diez y quince movimientos de este tipo, ya estarás preparado para la flexión típica. La flexión típica es como la flexión de rodillas, sólo que en ésta levantas también las rodillas del suelo. Todo tu peso se apoya en las manos y en los dedos de los pies. Baja hasta que estés a unos tres centímetros del suelo y luego levántate. Tu objetivo será hacer tres tandas de entre diez y quince flexiones cada día.

Es un ejercicio excelente para la mitad superior del cuerpo pero,

¿qué pasa entonces con la inferior? Para eso tienes los abdominales, aunque son engañosos porque requieren hacer mucha fuerza con la mitad inferior del cuerpo. Como antes, lo mejor es empezar despacio y mantener la espalda siempre recta. Para eso, siéntate en una silla de brazos y luego levántate. No pasa nada si al principio tienes que apoyarte en los brazos de la silla para levantarte. Haz dos tandas de entre diez y quince ejercicios de este tipo. El paso siguiente consistirá en hacerlo sin utilizar los brazos de la silla. Después haz lo mismo cruzando las manos sobre el pecho; realiza siempre el mismo número de abdominales por tanda. Una vez que lo consigas, estarás preparado para hacer los abdominales tradicionales que son ensencialmente lo mismo, pero sin la silla. No dobles las rodillas más de noventa grados y, al principio, haz los abdominales con los brazos extendidos. Cuando consigas hacer las dos tandas de entre diez y quince ejercicios, pruébalo cruzando los brazos sobre el pecho.

Aquí tienes, pues, tu rutina de ejercicios diarios. Haz una tanda de flexiones (hasta donde puedas), seguida por una de abdominales (los que puedas). Descansa un minuto y luego vuelve a repetir los dos ejercicios. Descansa otro minuto y haz una tercera tanda de flexiones y abdominales. Cuando llegues a hacer con facilidad quince movimientos en la tercera y última tanda pasa, al día siguiente, al nivel dos de dificultad. El tiempo total del ejercicio anaeróbico debe ser de cinco minutos al día, realizado en la intimidad de tu cuarto o, si viajas, en la habitación del hotel. Lo más importante de todo es que lo practiques todos los días.

Si cada día caminas media hora y dedicas cinco minutos a la actividad anaeróbica estarás haciendo una buena cantidad de ejercicio. Te sorprendería saber lo mucho que se queja la gente del tiempo que necesitan para hacerlo pero, si realmente quieres entrar en la Zona, este pequeño gasto de tiempo y energía merecerán la pena.

Incluso si has llegado a este nivel de actividad física, antes de apuntarte a un gimnasio te recomendaría que comprases un juego de pesas pequeñas (de entre 1 y 7 kg de peso) o que llenaras parcialmente con agua dos botellas viejas de plástico de las que tienen asa para hacer ejercicios de fortalecimiento, además de las flexiones y los abdominales tradicionales. La práctica de estos dos últimos te serivrá de precalentamiento para el levantamiento de pesas. Encontrarás muchos libros especializados en el tema de ejercicios con pesas más avanzados, que te hablarán tanto de cómo aplicarlos a la mitad superior como a la mitad inferior del cuerpo. Un punto clave es no dejar transcurrir nunca más de un minuto entre las tandas de ejercicios, y no hacer más de treinta minutos de ejercicios con pesas. Cuando se sobrepasa ese punto, los niveles hormonales empiezan a cambiar de manera significativa (por ejemplo, la testosterona baja y el cortisol sube), y ese aumento de ejercicio pocos beneficios te otorgará. ¿Quieres más actividad aeróbica? Pues podrías caminar una hora cada día.

REDUCCIÓN DEL ESTRÉS (HAZ UNA PAUSA PARA OLER LAS ROSAS)

El estrés es un hecho bioquímico que genera unas importantes respuestas hormonales. El estrés agudo ocasionado por una situación de peligro provoca la liberación de hormonas, como la adrenalina, que te movilizan para el síndrome típico, de «huir o luchar», que se deriva del estrés agudo. Ahora bien, en la actualidad, en nuestra sociedad, es mucho más frecuente el estrés crónico, que también tiene consecuencias hormonales. La persona que padece estrés crónico libera la hormona cortisol a un nivel muy elevado. Y cuando los niveles de cortisol suben, aumenta la resistencia a la insulina, lo que a su vez provoca que los niveles de insulina también suban. Y esta subida en los niveles de insulina es lo que te saca de la Zona. La personalidad llamada de tipo A (agresiva, impulsiva, vigorosa) es el tipo de individuo que muestra unos niveles elevados de cortisol. Y como las enfermedades cardiovasculares son propias de estas personalidades de tipo A, no debe sorprendernos que el descenso en el estrés desempeñe un papel tan importante en la reducción de los ataques cardíacos.

Para reducir el estrés no tienes que buscarte un gurú ni pasarte el día cantando mantras. Simplemente, tómate tu tiempo para hacer las cosas que te gusten (y espero que ver televisión no sea una de ellas). Probablemente, la actividad que más reduce el estrés sea caminar. No se trata de caminar deprisa para aumentar tu ritmo cardíaco, sino del tipo de paseo en el que te detienes para hablar con los vecinos, disfrutar del paisaje y para oler incluso las rosas. En todos estos casos te detendrás y echarás a andar varias veces, pero como no tienes ningún programa fijo, el estrés se reducirá de una manera espectacular. Además, caminar es una actividad que tiene dos consecuencias muy distintas. Mediante este ejercicio aeróbico, aparte de reducir el estrés, reducirás también los niveles de insulina. Y la reducción de la insulina es el objetivo primordial de la Zona.

Bien, y con esto ya lo tienes todo: la dieta, el ejercicio y la reducción del estrés. Tres técnicas de baja tecnología para tratar un problema de alta tecnología: la hiperinsulinemia. Éstas son las herramientas que podrás utilizar a partir de mañana para ponerte en camino hacia la Zona. Con ellas no sólo podrás llegar a la Zona sino quedarte en ella para siempre.

FÁRMACOS Y DROGAS QUE TE ALEJAN DE LA ZONA

Hay ciertos fármacos y drogas que pueden alejarte de la Zona al aumentar los niveles de insulina. Dos de los fármacos más comunes son los diuréticos y los betabloqueantes, ambos utilizados en el tratamiento de la hipertensión. Los nuevos fármacos contra la hipertensión, como los inhibidores de la enzima conversora de la angiotensina (ACE) no tienen ningún efecto sobre los niveles insulínicos. Sin embargo, los corticoesteroides, como la prednisona, elevan de manera apreciable estos niveles. Y existe además otra droga que también lo hace, aunque de una manera muy ligera. Por desgracia, esta droga está en todas partes: la cafeína. Así que una de las mejores maneras de entrar en la Zona es reduciendo al máximo su consumo.

14

Preguntas más frecuentes sobre la dieta de la Zona

Si sigo la dieta de la Zona ¿significa eso que nunca más podré comer arroz, pasta o pan?

Por supuesto que no. Seguir la dieta de la Zona sólo significa que deberás utilizar con moderación esas fuentes de hidratos de carbono, como si fueran condimentos. Procura que tu toma diaria de estos macronutrientes sea en forma de frutas y verduras.

Para seguir la dieta de la Zona, ¿me veré obligado a obsesionarme con ella?

No. Como es natural, cuando más preciso se sea, mejores resultados se obtendrán, pero si juegas siguiendo las reglas de la Zona y utilizas el método visual, nunca te alejarás demasiado del centro. No olvides ser muy minucioso en tus respuestas después de una comida. Si utilizas las sencillas herramientas de este libro, podrás ajustar tu carburador hormonal cada vez con mayor precisión sin tener que obsesionarte por los tamaños de las raciones, los bloques y los cálculos.

¿Tengo que ser muy estricto a la hora de mantener una dieta aparentemente tan baja en calorías?

Si tienes una grasa corporal excesiva (más del 15% en los hombres y del 22% en las mujeres), tu cuerpo ya tiene almacenadas todas las calorías que necesita. Recuerda que el hombre y la mujer de este país siempre tienen unas 100 000 calorías acumuladas. Para medirlo de otro modo, esa cifra representa unas 1.700 crepes, lo cual es un desayuno más que abundante. Para acceder a esas 1.700 crepes, lo único que necesitas es una «tarjeta de crédito hormonal» a fin de liberar esas calorías ahorradas. La dieta de la Zona es esa tarjeta. Si la utilizas correctamente, no necesitarás consumir tantas calorías externas para que tu cuerpo obtenga la energía que necesita. En la dieta de la Zona comes como si ya tuvieras tu porcentaje ideal de grasa corporal, porque estás utilizando una combinación de la grasa corporal almacenada y de las calorías que entran en el cuerpo para cubrir tus necesidades calóricas totales.

¿Provocan pérdida de grasa las dietas bajas en grasa?

No necesariamente. Las investigaciones realizadas en los años cincuenta por Kekwick y Pawan en el hospital de Middlesex en Londres se basaron en dietas de 1.000 calorías diarias. Todos los pacientes que seguían una dieta rica en proteínas (90% de calorías), rica en grasa (90% de calorías) y mixtas (42% de calorías en forma de hidratos de carbono) perdieron peso de una manera considerable. En cambio, la mayoría de los pacientes que siguieron una dieta rica en hidratos de carbono (90% de calorías) aumentaron de peso. Recortar el consumo de calorías sin obtener el acceso a la tarjeta de crédito hormonal es una fórmula segura de privación, hambre constante y fatiga continua. La dieta de la Zona no es un régimen: es un programa de control hormonal que te permite elevar al máximo tu calidad de vida.

¿Qué es más importante, la cantidad de hidratos de carbono que se consumen o el índice glucémico de éstos?

Lo más importante es el consumo total de hidratos de carbono. Sin embargo, en la dieta de la Zona obtendrás aún mejores resultados si procuras que la mayoría de los hidratos de carbono que tomas tengan un índice glucémico bajo. Comiendo alimentos de bajo índice glucémico retrasarás la velocidad de entrada de éstos en el torrente sanguíneo, con lo que mantendrás el mejor equilibrio posible en los niveles de insulina. Además, los hidratos de carbono de bajo índice glucémico aportan las cantidades máximas de vitaminas y minerales con la mínima cantidad de hidratos de carbono. Por último, si te alimentas fundamentalmente de hidratos de carbono de bajo índice glucémico, siempre necesitarás tomar platos muy abundantes, ya que los hidratos de carbono de bajo índice glucémico suelen ser de baja densidad. Resulta muy difícil, por no decir imposible, consumir grandes cantidades de hidratos de carbono de baja densidad, como los de las frutas y verduras.

¿Cuánto tendré que esperar para empezar a notar los primeros resultados de la dieta de la Zona?

Al cabo de dos o tres días, empezarás a sentir una notable disminución de avidez de hidratos de carbono y un aumento de la concentración mental. A los cinco días tendrás mucha menos hambre a lo largo de toda la jornada y un mayor rendimiento físico. Después de dos semanas, aunque no hayas perdido mucho peso, la ropa te sentará mejor. Recuerda que la pérdida máxima de grasa que puedes esperar es de entre medio kilo y tres cuartos de kilo por semana. Es imposible reducir más deprisa el exceso de grasa corporal.

¿Por qué la dieta de la Zona no tiene en cuenta el contenido de proteína de las fuentes ricas en hidratos de carbono como las verduras, las legumbres y los cereales?

Porque la gente se obsesionaría demasiado con los cálculos. En estos alimentos hay una cantidad considerable de proteína que no se absorbe, por lo que tendrían que utilizarse factores de corrección para calcular la cantidad real de proteína absorbida y, en consecuencia, su efecto en la respuesta hormonal. Como las verduras no son muy densas en proteína, lo más sensato es no tener en cuenta su aporte proteínico. Para obtener la dosis adecuada de proteína, los vegetarianos deben incluir siempre, en todas las comidas, alguna fuente vegetal de este macronutriente, como el tofu firme, polvos de proteína aislada o un sucedáneo de carne a base de soja.

¿Cuál es la dosis mínima diaria de bloques de proteína?

Pese a los cálculos que tú hayas hecho, para los adultos siempre recomendamos un mínimo de once bloques de proteína diarios.

Una dieta rica en proteína, ¿puede provocar osteoporosis o problemas renales?

No, si sigues una dieta adecuada en proteína como la de la Zona. Nadie debe comer más proteína de la que su cuerpo necesita, pero tampoco tiene que comer menos, porque de hacerlo así no tardaría en mostrar carencias en este macronutriente. En la dieta de la Zona no sólo tomas la cantidad adecuada de proteína sino que además la repartes en tres comidas y dos tentempiés. Es casi como si te pusieran un gota a gota de proteína. La cantidad excesiva de este macronutriente en cualquier comida no puede ser almacenada por el cuerpo y, por tanto, se convierte en grasa. El primer paso en este proceso de conversión es suprimir el grupo de aminas de la proteína, lo cual puede forzar los riñones cuando hay excesiva proteína flotando en el torrente sanguíneo. Además, las investigaciones recientes indican que incluso en aquellos pacientes con problemas renales, los primeros estudios sobre los efectos beneficiosos de la reducción de proteína podrían haber sido exagerados. La pérdida de calcio que se asocia a menudo con el consumo excesivo de proteína se evita por completo si junto a ésta se administra el suplemento de calcio adecuado. El único mineral que a veces las mujeres no obtienen en cantidad suficiente es el calcio, por lo que si te preocupa esta cuestión, tómate un vaso de leche con cada comida o un suplemento a base de calcio.

¿Por qué los franceses no tienen una tasa elevada de enfermedades cardíacas?

Los especialistas en dietética odian a los franceses: fuman, beben, consumen gran cantidad de grasas y, sin embargo, parecen gozar de buena salud y tienen los índices más bajos de Europa por lo que a enfermedades cardíacas se refiere. Este fenómeno es llamado «la paradoja francesa», pero sólo puede considerarse una paradoja si es contrario a nuestras expectativas. Como es natural, hay diversos motivos que explican esta sorprendente estadística, pero creo que el factor más importante es que sus comidas son moderadas en calorías, ricas en frutas y verduras, y siempre contienen proteína y grasa. Su dieta es básicamente igual que la de la Zona. También tenemos la «paradoja española». En los últimos veinte años los españoles han comido más proteína, más grasa y menos cereales de lo que acostumbraban y su tasa de enfermedades cardíacas está bajando de manera espectacular. Esto no es ninguna paradoja sino simples ajustes en las respuestas hormonales de una población ante los cambios en su dieta.

Los chinos comen mucho arroz. ¿Tienen índices bajos de enfermedades cardíacas?

No, según los datos de la Asociación Cardiológica Estadounidense. Los índices de enfermedades cardiovasculares en los hombres chinos de las grandes ciudades son casi tan elevados como los de los estadounidenses, y las mujeres chinas, tanto las que viven en la ciudades como en el campo, tienen unas tasas de enfermedades cardíacas más elevadas que las de las mujeres estadounidenses.

Me preocupan los insecticidas en las frutas y verduras, así como las hormonas y los antibióticos que se utilizan en la cría de pollos y del ganado vacuno. ¿Qué puedo hacer?

Tus preocupaciones son muy comprensibles. Intenta comer frutas y verduras orgánicas y ternera y pollo de granja. Ahora bien, esos alimentos te saldrán algo más caros y no siempre podrás contar con ellos, ya que su producción es limitada. Pero no conviertas eso en una excusa para no tomar en cada comida la proporción adecuada entre proteína e hidratos de carbono.

No soy obeso. ¿Por qué razón debería seguir entonces la dieta de la Zona?

La dieta de la Zona no es una dieta. Es un programa de control hormonal para toda la vida. La pérdida de grasa corporal sólo es un efecto secundario (aunque realmente beneficioso). En un principio, la dieta de la Zona se creó para pacientes con efermedades cardiovasculares y se experimentó en atletas de elite. Entre esos dos extremos estamos todos los demás. Si tienes el porcentaje de grasa corporal ideal y quieres pensar mejor y rendir más, la dieta de la Zona también es para ti.

¿Cuándo se desarrolló la dieta de la Zona?

Este programa lleva sometido a constantes pruebas y revisiones desde 1984. El actual representa la séptima generación de mi concepto original de control de las respuestas hormonales mediante la intervención dietética. En la *Dieta para estar en la Zona* encontrarás más información acerca del desarrollo de este programa. La dieta de la Zona ha sido utilizada por muchísimas personas desde que se creó en 1984.

¿Puedo seguir utilizando las vitaminas y los minerales?

Las vitaminas y los minerales son una póliza de seguros muy asequible para garantizar el consumo de los niveles adecuados de micronutrientes. Sin embargo, una dieta de la Zona que está compuesta primordialmente de proteína baja en grasa, frutas y verduras, aporta una base excelente de vitaminas y minerales y necesita muchos menos suplementos. De todos modos, como la Zona sigue siendo una dieta baja en grasas totales, el único suplemento que recomiendo encarecidamente es la vitamina E, ya que la mayor parte de esta vitamina procede de la grasa.

¿Qué quiere decir exactamente cuando al hablar de los hidratos de carbono desfavorables aconseja que se «utilicen con moderación»?

Procura que los hidratos de carbono desfavorables de una comida no supongan más del 25% del total de los bloques de este macronutriente. Utilízalos como condimento, y no como la fuente principal de comida.

¿Tengo que controlar el consumo de sodio?

Si sigues una dieta de la Zona no debes preocuparte en absoluto, porque el exceso de insulina activa otro sistema hormonal que provoca la retención de sodio. Sin embargo, lo más sensato es no consumirlo en grandes cantidades.

Soy una vegetariana estricta. ¿Puedo beneficiarme de la dieta de la Zona?

Añade alimentos vegetales ricos en proteína a tu dieta actual para mantener la proporción correcta entre hidratos de carbono y proteína. El tofu firme y el extrafirme, así como la proteína aislada de soja son las opciones ideales. La nueva generación de sucedáneos de carne a base de soja, como las hamburguesas, los embutidos y las salchichas son otra solución excelente para aportar alimentos vegetales ricos en proteína a tu dieta vegetariana. Las fuentes tradicionales de proteína vegetal como las legumbres tienen una cantidad excepcionalmente alta de hidratos de carbono con respecto a la cantidad de proteína que aportan, lo cual hace imposible que con ellas se logre la proporción adecuada entre proteína e hidratos de carbono indispensable para entrar en la Zona.

¿Cuál es la mejor proteína en polvo?

La mejor proteína en polvo la constituyen las combinaciones a base de huevo y leche, y el polvo de suero sin lactosa. Para los vegetarianos, la proteína aislada en polvo es una opción excelente. La proteína de soja al 90% EnerZona, o la proteína Whey (de suero de leche al 90%) Ener-Zona, son excelentes opciones para aportar proteína a las comidas de una manera fácil y cómoda, ya que su sabor es neutro y se disuelven fácilmente en líquidos. Ambas proteínas EnerZona contienen una cucharada dosificadora que equivale a 1 minibloque de proteína, lo cual facilita el cálculo de los bloques. Este polvo puede añadirse a las comidas ricas en hidratos de carbono, como los copos de avena, para que sean más favorables en el aspecto hormonal. También a las harinas y mezclas de cocina y repostería (como las crepes y las masas para bollos y galletas) a fin de fortalecer su contenido en proteína.

¿Qué impacto tienen en la calidad de los macro y micronutrientes las distintas maneras de cocinar?

En los macronutrientes muy poco, a excepción del calor excesivo que puede dañar la proteína y los hidratos de carbono. Sin embargo, sí que ejercen un importante efecto negativo sobre los micronutrientes (las vitaminas y los minerales). Las vitaminas son muy sensibles al calor, y los minerales pueden desaparecer literalmente de los alimentos al hervirlos en agua. Por lo tanto, cocer las verduras al vapor es el método de preparación ideal para conservar los micronutrientes y conseguir que las verduras puedan digerirse mejor. La fruta se suele comer cruda y por eso mantiene sus micronutrientes. Cuando más se cocinen o procesen los hidratos de carbono, más deprisa entrarán en el torrente sanguíneo. Por eso deben evitarse todas las formas de hidratos de carbono instantáneos, como el arroz hinchado o el puré de patatas.

¿Tengo que tomarme la comida o el tentempié aunque no tenga hambre?

Sí, ése es el mejor momento para comer a fin de mantener el equilibrio hormonal entre una comida y la siguiente.

¿Reparará esta dieta todo el daño que le he hecho a mi cuerpo a lo largo de los años?

El cuerpo tiene una capacidad de recuperación increíble si se le dan las herramientas apropiadas para hacerlo. La mejor de todas es la dieta, sobre todo una que dirija las respuestas hormonales adecuadas que aceleran el proceso de recuperación.

¿Por qué no cuento toda la proteína, los hidratos de carbono y las grasas de todos los alimentos que como?

Porque para hacer todos esos cálculos probablemente necesitarías un ordenador portátil. Por eso precisamente ideamos el método de los bloques, que tiene en cuenta el contenido de grasas y la digestibilidad de la proteína, el contenido en grasa de la proteína baja en grasa y el contenido de hidratos de carbono insulinosensibles de estos macronutrientes, con lo que se simplifican en gran medida los cálculos que necesitas hacer para prepar una comida.

Un alimento líquido con la proporción exacta de bloques, ¿me pondrá en la Zona? De no ser así me gustaría saber por qué.

Un alimento líquido tiene una superficie mucho mayor que un alimento sólido. Por lo tanto, la digestión y la velocidad de entrada de los macronutrientes en el torrente sanguíneo no puede dirigirse tan bien, y se produce el correspondiente descenso en el control hormonal deseado. Los alimentos líquidos son más cómodos, pero en el aspecto hormonal, nada recomendables. Utilízalos de manera ocasional sólo cuando no tengas tiempo de cocinar.

Los niños, ¿pueden utilizar la dieta de la Zona?

Es una dieta ideal para ellos ya que necesitan estar en la Zona aún más que los adultos. Cuando calcules la masa corporal magra de un niño, considera que tiene un 10% de grasa corporal. Luego, sea cual sea su factor de actividad real, auméntalo en dos niveles. Esto es para asegurar que tendrá proteína más que suficiente para los estirones. Una fuente de proteína que a todos los niños les gusta mucho es el queso. Aunque puede ser un poco elevado en grasa saturada, es ideal para empezar a introducir más proteína en su dieta. Con esto sólo te quedará la papeleta más difícil: acostumbrarlo a comer fruta y verdura en lugar de pan y pasta.

¿Cómo sé que, transcurridos dos años, la dieta de la Zona no resultará ser una más de las muchas dietas que, al principio, producen buenos resultados?

La dieta de la Zona no es una dieta sino un programa de control hormonal permanente que te permite aprovechar al máximo tu potencial genético. Estos sistemas hormonales han evolucionado durante los últimos cuarenta millones de años y es muy improbable que cambien de un día para otro. Por sorprendente que parezca, muchas dietas se basan en la glotonería y te instan a comer todos los hidratos de carbono que quieras (dietas ricas en hidratos de carbono y bajas en grasa), o toda la proteína y grasa que te venga en gana (dietas ricas en proteína y bajas en hidratos de carbono). Sin embargo, la dieta de la Zona se basa en la moderación. Los hidratos de carbono, la proteína y la grasa que se toman en cada comida tienen unos límites.

Mis medidas están fuera de las tablas de cálculo que he encontrado en la Zona. ¿Qué puedo hacer?

Supón que tienes un 50% de grasa corporal. Con el tiempo perderás la suficiente como para poder seguir las Tablas de grasa corporal. Si también estás fuera de las Tablas de peso, entonces incrementa en un nivel tu factor de actividad física porque, con toda la grasa de más que llevas encima, estás realizando un ligero entrenamiento de pesas las veinticuatro horas del día.

VERDADES SOBRE LA GRASA

¿Por qué necesito grasa adicional? ¿Para qué sirve?

Por paradójico que parezca, para quemar grasa se necesita grasa, siempre que sea monoinsaturada. Pero recuerda que esto no es una excusa para inflarte a comer grasa, sino que responde más bien a la necesidad de añadir unas cantidades razonables de este macronutriente a cada comida. En primer lugar, la grasa actúa como freno para disminuir la velocidad de entrada de los hidratos de carbono en el torrente sanguíneo, reduciendo, por lo tanto, la respuesta de la insulina. Y después, libera una hormona del estómago (la colecistoquinina o CCQ), que le ordena al cerebro dejar de comer. Por último, proporciona los cimientos, es decir, los ácidos grasos esenciales, para la producción de eicosanoides. Ahora bien, la mayor parte de grasa que consumas deberá ser monoinsaturada, y la cantidad que debas tomar vendrá determinada por la cantidad de proteína que ingieras con cada comida.

¿Es posible perder demasiada grasa corporal?

Claro que sí. Por eso, cuando llegues al porcentaje de grasa corporal con el que estés a gusto y desees estabilizar el peso en ese punto, añade más grasa monoinsaturada a tu dieta. Esta grasa monoinsaturada actuará de lastre hormonal y te aportará calorías extras para mantener tu porcentaje de grasa corporal sin afectar a los niveles de insulina. ¿Por qué? Porque la grasa monoinsaturada no tiene ningún efecto sobre la insulina. Es hormonalmente neutra.

¿Por qué un bloque de grasa sólo pesa 1,5 g?

Cada bloque de proteína baja en grasa contiene aproximadamente 1,5 g de grasa «oculta». Por lo tanto, al añadir un bloque de grasa adicional (que se define como 1,5 g de grasa) por cada bloque de proteína baja en grasa, estás consumiento en realidad 3 g de este macronutriente o dos bloques de grasa (uno interno en la proteína y otro externo) por cada bloque de proteína. Si utilizas fuentes proteínicas no grasas, como la proteína aislada en polvo, entonces deberás añadir dos bloques de grasa para lograr la misma proporción. En cambio, si comes proteína rica en grasa, no tendrás que añadir ningún bloque adicional a tu menú. Recuerda que siempre que añadas bloques de grasa adicional a tus comidas, éstos deberán ser básicamente de grasa monoinsaturada.

¿Es nocivo complementar mi dieta con aceite de semillas de lino?

Una de las ideas centrales de la Zona es reducir los niveles de ácido araquidónico a través de la dieta. Controlar la insulina será tu herramienta más poderosa, pero la adición de ácidos grasos omega-3 también puede reportarte unos beneficios enormes. El aceite de lino es rico en ácido alfalinolénico (ALA); se trata de un ácido graso omega-3 y puede utilizarse, por tanto, para controlar la producción de ácido araquidónico. Sin embargo, si vas a complementar tu dieta con un aceite omega-3, yo te recomendaría el aceite de pescado, que es rico en el mejor ácido graso omega-3, el ácido eicosapentaenoico o EPA. El EPA tiene un impacto diez veces mayor que el ALA en lo que respecta a la producción de eicosanoides malos en una relación de gramo a gramo. Otra de las razones por las que prefiero el aceite de pescado al de lino es que el consumo excesivo de ALA en el aceite de lino tiende a reducir la produción de ácido gammalinolénico (GLA), la base de los eicosanoides buenos. ¿Qué es un consumo excesivo? Cualquier cantidad por encima de una cucharada diaria. Por último, los resultados obtenidos en las investigaciones con respecto a los beneficios clínicos del EPA son abrumadores. Por lo tanto, un complemento de EPA tendrá un impacto mucho mayor que el de ALA a la hora de llevarte a la Zona. ¿Y cuál es la mejor fuente de EPA? El salmón. Pero también puedes hacer lo que hizo tu abuela en sus tiempos para asegurar el consumo adecuado de EPA: tomar aceite de pescado rico en omega-3.

Además del salmón, ¿cuáles son las otras fuentes de EPA y cuántas veces debo comer pescado por semana?

Las sardinas y la caballa son muy ricas en EPA, aunque también hay otros pescados como el atún, el pez espada, las vieiras, las gambas y la langosta, que contienen este ácido graso, pero en menor cantidad. Procura consumir 1,5 g de EPA diarios, cantidad que, por mucho pescado que comas, no podrás ingerir a diario, por lo que te recomiendo que tomes un complemento diario de 2,5 g de EnerZona Omega-3 RX, puesto que éste es concentrado y purificado y nos asegura una adecuada ingesta diaria de omega-3 de una manera segura, ya que está totalmente libre de contaminantes debido a su proceso de destilación molecular.

¿Cómo saber si el aceite de pescado es o no nocivo?

La mejor manera de saber si una cápsula de aceite de pescado o de aceite de hígado de bacalao ha sido destilada molecularmente, con lo cual se eliminan los productos químicos nocivos, es que no contenga colesterol. Se trata de un proceso muy caro, que prácticamente destila todos los productos químicos y deja intacto el aceite de pescado, que es muy delicado. Eso significa que ha sido eliminado cualquier bifenilo policlorinado residual, que contamina prácticamente todo el pescado y que a veces hasta se encuentra en el aceite de pescado refinado.

Soy vegetariana y no quisiera recurrir al aceite de pescado. ¿Qué puedo hacer?

El tuyo sería el único caso en el que recomendaría complementar la dieta con aceite de lino como fuente de ácidos grasos omega-3, pero te sugiero que no tomes más de una cucharada diaria de este aceite refinado para no poner en peligro la producción natural de ácido gamma-linolénico.

LA PUESTA A PUNTO

¿Cómo debo ajustar mi carburador hormonal?

Todos somos genéticamente distintos. Tu carburador hormonal se basa en la proporción entre proteína e hidratos de carbono que genere una mejor respuesta hormonal en tu cuerpo. Esta respuesta hormonal se mide muy fácilmente preguntándote cómo te encuentras entre las cuatro y las seis horas después de haber comido. Si tienes una claridad mental excelente y no sientes hambre, es que la proporción entre proteína e hidratos de carbono de tu última comida es la adecuada para ti. Tu objetivo será preparar cada comida con esa misma proporción para obtener una respuesta hormonal idéntica. Para la mayoría de las personas, esta proporción es de 3 g de proteína por cada 4 g de hidratos de carbono efectivos. Por eso, la mejor manera de ajustar el carburador hormonal es empezar con esta proporción y luego experimentar alterándola ligeramente por ambos lados para determinar tus límites, utilizando el hambre y la concentración mental como parámetros.

Sigo la dieta de la Zona y me quedo con hambre. ¿Qué puedo hacer?

Un pequeño ajuste en tu carburador hormonal. Parte siempre de la última comida. Si has tenido hambre en las dos o tres horas siguientes y has perdido concentración mental (debido a los niveles bajos de azúcar en la sangre), eso se debe al hecho de haber ingerido demasiados hidratos de carbono con respecto a la cantidad de proteína. Resultado, tu cuerpo está secretando demasiados eicosanoides malos debido al aumento en la secreción de insulina que te lleva fuera de la Zona. Para la próxima vez, prepárate el mismo plato, pero manteniendo la proteína constante, y disminuyendo en un bloque los hidratos de carbono. Si por el contrario, has sentido hambre antes de esas cuatro a seis horas, pero mantienes una buena concentración mental, eso quiere decir que estás produciendo demasiados eicosanoides buenos, lo que hace que tus niveles de insulina bajen demasiado. El cerebro tiene un sistema sensor que capta los niveles bajos de insulina en el torrente sanguíneo y te dice que comas, aunque él esté recibiendo en la sangre azúcar en abundancia (de ahí la buena concentración). En el futuro, repite ese plato y añádele un bloque adicional de hidratos de carbono. Con todo esto lo único que estás haciendo es ajustar tu carburador hormonal personal para llegar al centro de la Zona. En cualquier caso, siempre deberás añadir más grasa monoinsaturada, ya que este macronutriente libera la hormona colecistoquinina (CCQ), que proporciona una sensación de plenitud conocida como saciedad.

Hace tiempo que tengo estreñimiento. ¿Qué puedo hacer?

La dieta de la Zona cambia el metabolismo de tu cuerpo de modo que éste deja de ser un metabolismo que quema hidratos de carbono para convertirse en un metabolismo que quema grasa. Pero este metabolismo propio de la Zona requiere que el consumo diario de agua sea mayor. Por eso, el primer paso que hay que dar es aumentar el consumo de agua diario en un 50 por ciento. Si esto no basta para eliminar el estreñimiento, lo que probablemente pasa es que tu cuerpo está liberando el ácido araquidónico almacenado en tus tejidos adiposos. Un 25% de las personas que empiecen la dieta de la Zona experimentarán esta liberación transitoria de ácido araquidónico almacenado, la base de los eicosanoides malos, en los tejidos grasos. Esta acumulación de ácido araquidónico en la grasa almacenada es la consecuencia de tu dieta anterior, y su aumento temporal puede dar lugar al estreñimiento ya que se reduce la afluencia de agua al colon. Si añades EPA a tu dieta, este efecto transitorio disminuirá. La mejor fuente de EPA es el pescado y el aceite de pescado, por lo que puedes tomarlo también en forma de cápsulas de aceite de pescado. Yo por mi parte te recomiendo que tomes vitamina C cristalina con todas las comidas. Otra manera de frenar el acceso a la grasa corporal acumulada consiste en añadir un bloque más de hidratos de carbono a todas las comidas.

A medida que pierda peso, ¿tendré que reducir el número de bloques de proteína que tomo?

No, porque el peso que pierdes es grasa pura. Este programa está pensado para que mantengas tu masa corporal magra (MCM), lo cual requiere proteína. Al fin y al cabo, en la dieta de la Zona estás comiendo como si ya estuvieras en tu peso ideal. La única ocasión en que deberás variar el consumo de bloques de proteína será cuando cambies de actividad física o notes un aumento considerable en tu MCM, que puedes medir utilizando las Tablas que aparecen en la *Dieta para estar en la Zona*. Si eres obeso, deberás calcular de nuevo tu MCM después de dos semanas de haber empezado la dieta, ya que es posible que pierdas agua retenida, lo que aumenta artificialmente tu MCM y, por tanto, tus necesidades reales de proteína. Estos nuevos cálculos te darán la MCM real sobre la que basar tus necesidades de proteína.

Si quiero ganar masa corporal magra, ¿debo añadir proteína a mi dieta? En caso afirmativo, me gustaría saber por qué.

La única manera de ganar masa muscular es con la actividad física, sobre todo con ejercicios de pesas. Sin embargo, querer ganar medio kilo de masa muscular nueva cada mes es un objetivo muy sano. Y para hacerlo sólo necesitarás añadir un bloque más de proteína al día a los que ya consumes para mantener tu MCM. Medio kilo de músculo nuevo equivale a 500 g; pero el músculo contiene un 70% de agua, lo que significa que cada medio kilo de músculo nuevo contiene unos 150 g de proteína. Divide 150 g por 30 días y obtendrás los 5 g de proteína diaria que se necesita para ganar tejido muscular. Con un bloque más de proteína al día (7 g) tendrás más que suficiente para ganar ese medio kilo de masa muscular cada mes.

¿Cómo debo adaptar esta dieta si estoy embarazada o le doy el pecho a mi hijo?

Si estás embarazada o das el pecho a tu hijo, deberás seguir la dieta de la Zona para asegurarte el consumo necesario de proteína. Las mujeres embarazadas, sea cual sea su nivel de actividad, deben aumentar en dos bloques el consumo de este macronutriente. Por ejemplo, si tienes un factor de actividad de 1,5 g por kilogramo de masa corporal magra, auméntalo a 2 g de proteína por kilo de masa corporal magra. Durante el periodo de lactancia, aumenta tu factor de actividad en un nivel por encima de tu factor de actividad real. Ahora bien, antes de introducir cambios en la dieta, consulta siempre a tu médico.

¿Puedo reducir los bloques de grasa siempre y cuando cubra mis necesidades de proteína e hidratos de carbono?

Claro que puedes pero, por irónico que parezca, no perderás más grasa. La pequeña cantidad de grasa añadida actúa como freno para reducir la velocidad de entrada de los hidratos de carbono en el torrente sanguíneo, disminuyendo por lo tanto la secreción de insulina. Y si se reduce la insulina, accederás a la grasa acumulada de una manera más efectiva. Además, la grasa provoca que se libere la hormona colecistoquinina (CCQ), que produce sensación de saciedad. Como es natural, la grasa que añadas a la dieta tiene que ser, básicamente, grasa monoinsaturada, como el aceite de oliva, el guacamole, las almendras o las nueces de macadamia.

¿Cómo puedo obtener más información?

Visita mi página web en http://www.drsears.com. Esta página es una revista virtual on-line de la Zona, con actualizaciones semanales de recetas nuevas, noticias del mundo de la investigación médica y otros consejos para permanecer en la Zona. También puedes encontrar información de la Dieta de la Zona en España en la página www.enerzona.net, y en el número de información gratuito 900.807.411.

15

Relatos de la Zona

Estar en la Zona te ayudará a pensar mejor, rendir más y a tener mejor aspecto, pero el poder de esta tecnología dietética va más allá de estos beneficios. Esta dieta se creó para tratar enfermedades que «no» tienen tratamiento o para otras cuyo tratamiento es menos que recomendable.

El control hormonal será la clave de la medicina del siglo XXI, y gran parte de ese control hormonal proviene de los alimentos que tomamos. Cuando entras en la Zona te aprovechas de esto. Dentro de ella controlas las hormonas más poderosas de tu cuerpo: los eicosanoides. El cuerpo humano secreta más de cien hormonas distintas, las cuales afectan a todas las células del organismo. Pueden mantenerte sano o hacerte enfermar, pero tú puedes controlarlas manteniendo los niveles de insulina en el punto adecuado a través de la dieta. El resultado final es la posibilidad de producir cambios muy notables siempre que trates la comida con el mismo respeto que te merece un fármaco recetado por el médico.

A mí ya me lo has oído decir muchas veces, por eso quizá ahora te gustaría saber lo que opinan otras personas acerca de la dieta de la Zona y de cómo ha cambiado sus vidas. Aquí te presento sus relatos. Tal vez sus principios se parezcan a lo que tú y algunas personas que conoces explicáis. Pero sus finales vienen directamente de la Zona.

Por regla general, empezamos a apreciar nuestra salud cuando el médico nos da una mala noticia. Y no hay peor noticia que la de saber que los órganos vitales están fallando. No hay nada que atemorice tanto como un transplante de órganos. Los únicos casos en que la gente decide someterse a una operación de ese tipo es cuando está, literalmente, a las puertas de la muerte. Piensa en la historia de Mary P., cuya capacidad pulmonar era tan reducida que necesitó un doble transplante para sobrevivir. El año pasado empezó a seguir la dieta de la Zona y ganó una medalla de oro en una prueba ciclista de 20 kilómetros en los

Juegos Mundiales para Transplantados. Ahora, con 49 años, participa habitualmente en pruebas de 100 millas [160 km]. ¿Le ayuda estar en la Zona? A Mary le gusta creer que sí.

Pero si el transplante de órganos significa que la persona está en las últimas, el cáncer no se queda muy atrás. Piensa en la historia de Willard H, que después de sobrevivir a un cáncer de próstata, me ha escrito para decirme lo siguiente:

> Acabo de salir de la Clínica Mayo, donde me realizan el chequeo médico anual. Todos los análisis han salido bien. El PSA (un indicador del cáncer de próstata) no se ha detectado. El colesterol ha seguido bajando de 210 a 150. Gracias y felicidades a usted y a la Zona. He hablado con mi médico de la dieta de la Zona. No es experto en nutrición, pero le parece un buen programa, aunque si me hubieran dicho lo contrario no me habrían hecho dudar ni un solo instante: voy a seguir este programa mientras viva. Tengo toda la fe en esta dieta que ha conseguido situar el PSA en lo más bajo de la escala.

El objetivo de llegar a la Zona es esta mejora en la calidad de vida. Por eso me gusta tanto la carta que he recibido de Joan S.:

> Al cabo de dieciséis años, mi esclerosis múltiple «incurable» está remitiendo. Es como si viviera un milagro. Me alegra haber tomado notas cada día porque parece increíble. No paro de pellizcarme para creérmelo.

Y lo que todavía resulta más alentador son las cartas de personas que han seguido tratamientos durante años, como Louise P., quien me envió el siguiente escrito:

> Durante 40 años he estado tomando píldoras para el tiroides y fármacos contra la depresión. Además, tenía la tensión sanguínea muy alta, a 180/95 y sólo podía controlarla con medicamentos. Sin embargo, desde que entendí su concepto de la Zona y puse en práctica sus principios, soy una persona sana que ya no toma píldoras para el tiroides, ni tampoco antidepresivos ni fármacos contra la hipertensión, ya que mi tensión arterial es de 120/70. Quiero expresarle mi más sincera gratitud por haberme devuelto la salud con sus orientaciones dietéticas; mi marido y mis hijos también le están muy agradecidos.

Como escribe Steve W., con frecuencia ayuda también a reducir la presión sanguínea:

He probado su programa y estoy muy satisfecho. Mi tensión arterial era de 132/103. Incluso después de eliminar los postres y de haberme adelgazado hasta pesar 75 kg, mi tensión seguía siendo alta. Tras un mes y medio de seguir la dieta de la Zona, he perdido 6 kilos y mi tensión es de 103/73. Supongo que ahora usted podrá decir que me ha salvado la vida. Lamento tener que prescindir de las cosas que más me gustaban, como el pan, la pizza y el arroz, pero me estoy aficionando a otros alimentos, como las cerezas, los melocotones, los arándanos, la pechuga de pavo y otros. Supongo que es el pequeño precio que debo pagar para vivir más tiempo.

Asimismo he recibido una carta de Pat G. en la que me dice:

Pesaba casi 100 kilos y era diabética de tipo II. Mi cerebro estaba siempre brumoso por culpa de los fármacos. Sin embargo, ahora, después de cuatro meses de haber seguido la dieta de la Zona, he perdido 18 kg y me siento de maravilla. Mi cuerpo sigue cambiando, he ganado músculos y tono muscular al tiempo que pierdo grasa. He dejado la medicación. Mis niveles de azúcar en la sangre se mantienen en los límites normales. Las piernas y la espalda apenas me duelen. Mi médico no se lo puede creer.

Por lo que respecta al control del azúcar en la sangre, la experiencia de Pat no es diferente de la de otras muchas personas, entre ellas Elisa L., que me escribió lo siguiente:

Durante el mes de septiembre empecé a notar un extraño sabor de serrín en la boca y a tener pinchazos en el hígado, además de notar la presencia de una pequeña cantidad de espuma en la orina. Fui al médico y el resultado de los análisis del 13 de octubre reflejaba un nivel de 288 g de glucosa en la sangre, en ayunas, así como una inflamación del hígado. Me recetó una medicación para la diabetes, y me dijo que volviera a las seis semanas para hacerme de nuevo los análisis. Yo me había planteado seriamente seguir la dieta de la Zona y no tomar la medicación. Se lo dije al médico y, como era de esperar, no le gustó nada la idea. No obstante, conseguí que me dejara probarlo durante cuatro semanas. Le confesé que llevaba 40 años maltratando mi cuerpo (ahora tengo 71) y que quería darle la oportunidad de recuperarse. Aterrorizada, empecé a seguir la dieta de la Zona y a las cuatro semanas mi índice de glucosa ya era de 103, absolutamente normal. Luego, me alejé un poco de la dieta a propósito y una semana más tarde el azúcar había subido a 126. Ahora estoy absolutamente convencida de que hay que considerar la comida una medicina.

El alivio del dolor es crucial en la mejora de la calidad de vida. Por eso me alegró tanto recibir la carta de Belinda, una profesional de la salud que no sólo era obesa sino que también sufría de lesiones repetidas debidas al estrés, que la habían obligado a pasar por el quirófano en tres ocasiones. Cuando me escribió, todavía tomaba dieciocho aspirinas al día para calmar el dolor:

Cuando encontré su libro en la librería, mi primera reacción fue dejarlo de nuevo en la estantería y reafirmarme en mi promesa de no volver a probar ninguna otra dieta. Sin embargo, cuando vi que había un capítulo dedicado a la artritis y a los dolores crónicos, desistí de esta idea. En ese aspecto, estaba dispuesta a probar lo que fuese. Al cabo de un mes de seguir la dieta de la Zona, mi dolor se había reducido de tal manera que dejé de tomar medicación y volví a vivir sin dolor. La pérdida de peso que he experimentado ha sido un premio añadido a mi sensación de bienestar. Tengo que decir que, en los últimos cinco meses, he perdido 18 kg. Todavía me queda mucho camino por delante, pero no me siento presionada para llegar a mi peso ideal. Mi marido también se ha beneficiado mucho de la Zona. Ha recuperado su peso de 80 kg, de los 100 que pesaba, aunque la mejora más grande la ha experimentado en su bienestar emocional. Gracias de nuevo por su trabajo y por publicar la información de una manera tan clara y concisa.

Hay muchas historias como éstas pero creo que los ejemplos que he elegido son representativos de esa premisa que yo considero básica, y según la cual la comida, si se utiliza de manera correcta, es un medicamento muy poderoso.

¿Y qué ocurre con los individuos obesos que recurren al ejercicio para perder peso? Lee la carta de Steve G., que hace tres años pesaba 142 kg. Decidido a cambiar su vida, Steve empezó a montar en bicicleta, a correr una hora y media a la semana y a seguir una dieta de 1.000 calorías rica en hidratos de carbono y baja en grasa. Al cabo de un año pesaba 113. Durante el año y medio siguiente hizo el mismo ejercicio y la misma dieta pero no ocurrió nada. Su peso se había estancado en 113 kg, como me contó en su carta:

> El año pasado encontré su libro en una librería y me sorprendió ver lo sensato que parecía su programa. Reduje parte del ejercicio que realizaba y añadí más grasa a mi dieta. Utilicé la tecnología de la Zona y mi peso bajó a 93 kilos. Ahora me dirijo hacia mi último objetivo: pesar 78 kg. Además, con este sistema me siento lleno de energía mientras que antes, con las demás dietas, siempre estaba agotado.

Pero probablemente, la carta que mejor resume los beneficios de la Zona es la que me envió Len D.:

> No suelo escribir este tipo de cartas, pero después de leer los resultados de sus investigaciones en el *New York Times*, sentí curiosidad y me compré el libro. Si dijera que ha sido la mejor inversión que he hecho en mi salud me quedaría corto. Mientras lo leía, no dejaba de preguntarme si usted lo había escrito especialmente para mí. Fue toda una epifanía para mí. La grasa corporal que no había podido perder empezó a derretirse a los tres días de seguir la dieta de la Zona. Mi avidez por la comida desapareció y pude comer 85 g de helado sin desear terminarme el contenido del envase. Llevaba años sin poder probar el helado y aquello resultó increíble. Y aunque corro el riesgo de parecer demasiado dramático, le diré que usted desempeñó un papel crucial a la hora de devolverme el control, una sensación tan poderosa que me siento obligado a escribirle para darle personalmente las gracias. Tal vez mis palabras le suenen a un anuncio de televisión pero mi energía se ha triplicado, me han tenido que entrar la ropa para que se ajuste a mi talla actual, duermo muchísimo mejor que los últimos años y estoy experimentando un profundo cambio en mi manera de valorar la comida, que ha dejado de ser una recompensa para mí. Todavía disfruto comiendo, pero los alimentos se han convertido en un combustible necesario que tiene que ser mezclado correctamente para obtener el máximo de energía. Su comparación de la comida con un medicamento es brillante y tan simple a la vez... ¿Por qué yo nunca lo había visto de ese modo? Le deseo que siga teniendo

éxito en su cruzada y le pido, por favor, que incluya mi nombre en la lista de personas que han visto la luz.

Como es natural, estas cartas, sus testimonios y los agradecimientos de las personas que creen que les he cambiado la vida son para mí una enorme satisfacción, pero tengo que decirles que no he sido yo quien ha cambiado sus vidas. Lo único que he hecho ha sido proporcionarles las reglas y las herramientas que han posibilitado esos cambios. Son ellas mismas las que merecen todo el reconocimiento. Y ahora tal vez sus cartas hayan encendido una luz de esperanza en tu vida.

Espero que algunos de estos relatos ilustren el potencial de la dieta de la Zona para influir en la salud y el rendimiento. La Dieta de la Zona en realidad no se diferencia mucho de la que seguía tu abuela, y lo único que requiere es que consideres la comida desde el punto de vista hormonal y seas responsable de lo que comes.

Bastante barato, a cambio de la Supersalud.

16

Relatos de la Zona olímpica

Aunque la dieta de la Zona se creó en un principio para tratar enfermedades, resulta que la misma tecnología de control hormonal puede mejorar el rendimiento deportivo de una forma espectacular. Pero el momento estelar para poner a prueba esta afirmación se produce cada cuatro años, con la celebración de los Juegos Olímpicos.

Uno de los hechos más destacados en el desarrollo de la dieta de la Zona fue su adopción por parte de los entrenadores del equipo de natación de la Universidad de Stanford, Skip Kenney y Richard Quick, hace ya muchos años. Un testimonio de su fe en que esta tecnología podía llevar a sus atletas a unos niveles mucho más altos fue el hecho de vincular la eficiencia de sus programas de entrenamiento con un enfoque dietético totalmente nuevo. En 1992, esta fe se vio recompensada cuando los nadadores de Stanford ganaron ocho medallas de oro en Barcelona.

Cuatro años más tarde, en 1996, Richard y Skip fueron nombrados entrenadores de los equipos olímpicos de natación estadounidenses de hombres y mujeres, algo que no debe sorprendernos si tenemos en cuenta que habían ganado ocho de los diez Campeonatos de Natación Universitarios desde que, en 1992, integraran la dieta de la Zona a sus programas para nadadores y nadadoras.

Y en los Juegos de Atlanta de 1996 no obtuvieron resultados muy distintos de los de Barcelona: otras ocho medallas de oro en natación.

En 1992, Jeff Rouse perdió la medalla de oro olímpica de los 100 metros espalda por sólo una centésima de segundo. Pero después de prometer que volvería a los Juegos en 1996, y seguir siendo durante los cuatro años siguientes el nadador número uno del mundo en este estilo, en Atlanta logró su objetivo y ganó la medalla de oro que, por tan poco, se le había escapado en Barcelona. También obtuvo la medalla de oro en relevos, al igual que en Barcelona 92, con lo que sumó un total de tres medallas de oro y una de plata en el transcurso de dos Juegos Olímpicos.

Jenny Thompson dominó por completo la natación universitaria durante sus cuatro años en Stanford. En Atlanta ganó tres medallas de oro, superando las dos que había ganado en Barcelona, con lo que se convirtió en la deportista estadounidense que más medallas de oro ha ganado: un total de cinco en dos Juegos Olímpicos. Lisa Jacob, también nadadora de Stanford, ganó otra medalla de oro en Atlanta.

Luego está Angel Martino, con veintinueve años, la mujer de más edad que ha llegado nunca al equipo olímpico de natación femenino, y que no sólo se calificó en una prueba sino en cuatro. El marido de Angel, el doctor Mike Martino, es un médico fisioterapeuta que, hace unos años, cuando le llegaron noticias de la dieta de la Zona y de los nadadores de Stanford, se puso en contacto conmigo y me dijo que le parecía absolutamente lógica y coherente. Desde entonces, Angel se ha entrenado sin las ventajas de un programa organizado, contando sólo con su fuerza de voluntad y la dieta de la Zona. En Atlanta ganó dos medallas de oro y dos de bronce.

Pero ganar medallas no es el único objetivo en los Juegos Olímpicos; también está la posibilidad de competir con los mejores atletas del mundo. El sueño de cualquier deportista. En este sentido hay otros relatos de Stanford que resultan muy reveladores.

Tomemos el caso de Kurt Grote, que llegó a Stanford en 1992. En esa época aún no tenía la calidad suficiente como para obtener una beca, pero en 1996 consiguió llegar al equipo olímpico, el logro más alto de cualquier deportista. O el caso de Ray Carey, que después de haber sufrido una gravísima lesión en un nervio del brazo y de haber quedado descartado por los médicos de Stanford para poder nadar, y mucho menos para competir en el estilo mariposa, el año pasado no sólo ganó el campeonato nacional sino que al igual que Kurt, formó parte del equipo olímpico de 1996.

Pero estos nadadores no son los únicos atletas de la Zona que participaron en los Juegos de Atlanta. Entre otros, cabe destacar también a Alvin Harrison, de atletismo, que un año antes había quedado tan decepcionado con su progreso que decidió dejar de correr, y que después de iniciar la dieta de la Zona, no sólo alcanzó el nivel más alto en su estado de forma, sino que revalidó su promesa de llegar al equipo olímpico. En los Preolímpicos de junio bajó en un segundo su marca en los 400 metros y logró clasificarse. El final de esta historia es una medalla de oro en los relevos 4 × 400 metros. También está el caso de Sinjin Smith, una leyenda en el voley playa, que compitió en Atlanta a la edad de treinta y nueve años.

Las dietas de estos atletas, ¿eran radicalmente distintas de las de las personas cuyos relatos has leído en el capítulo anterior? No. De hecho, y como ya te he demostrado, esas dietas son casi idénticas a las recomendadas para el hombre y la mujer estadounidenses típicos, a excepción de que los atletas necesitan más proteína y mucha más grasa que una persona normal. De hecho, en el cuerpo de cada uno se halla el potencial de tener, al menos, el mismo aspecto físico que uno de esos atletas de elite, aunque no podamos rendir igual.

17

¿Qué dicen los críticos?

He llegado a la conclusión de que en la vida hay dos cosas muy viscerales: la religión y la nutrición. Ambas están basadas en sistemas de creencias y no en la ciencia. La ciencia nunca podrá explicar la religión pero sí la dietética, siempre que se la considere desde una perspectiva hormonal. A decir verdad, no hay dietas buenas o malas, sino sólo dietas hormonalmente correctas basadas en los alimentos que se consumen. ¿Cuál es mi definición de una dieta hormonalmente correcta? Para mí una dieta hormonalmente correcta es la que mantiene controlada la insulina en unos estrechos límites, ni demasiado altos ni demasiado bajos.

Muchos críticos han catalogado la dieta de la Zona como una dieta rica en proteína, lo cual no es cierto. Es una dieta con la proteína adecuada. Decir que es una dieta baja en hidratos de carbono tampoco es cierto. En la dieta de la Zona se consumen más hidratos de carbono que proteína. Decir que la dieta de la Zona es una dieta rica en grasa tampoco tiene sentido. La grasa total que se consume en la Zona es similar a la de las dietas vegetarianas. La definición más justa de la Zona sería decir que es una dieta con la proteína adecuada, moderada en hidratos de carbono, baja en grasa y rica en frutas y verduras. Lo que he intentado formular en *Dieta para estar en la Zona* es la base científica para una dieta hormonal de este tipo.

Siempre que se quiera definir una dieta hormonalmente correcta, lo primero que habrá que hacer es articular los criterios clínicos necesarios para valorar su éxito. Y aunque yo ya los he presentado en el capítulo 12, permíteme que los vuelva a enumerar de nuevo aquí. Una dieta hormonalmente correcta es la que produce los resultados siguientes:

1. Pérdida del exceso de grasa corporal (y no sólo de peso).
2. Aumento de la energía y el bienestar.
3. Descenso en la proporción entre triglicéridos y lipoproteínas de alta densidad del colesterol (véase p. 197).
4. Descenso de la insulina en ayunas.
5. Descenso en la hemoglobina glucosilada.

Para que una dieta pueda considerarse hormonalmente correcta tiene que cumplir estos criterios, ya que todos ellos están relacionados con el descenso de los niveles de insulina. No se trata de una prueba con la posibilidad de elegir entre varias opciones. Para que tu dieta sea hormonalmente correcta debe cumplir todos estos requisitos al mismo tiempo.

Desde la publicación de la *Dieta para estar en la Zona*, han aparecido importantes estudios que refuerzan aún más mis tesis sobre la relación entre el índice elevado de insulina y el riesgo de contraer enfermedades cardiovasculares. El primero, que fue publicado en el *New England Journal of Medicine* en 1996, demostró que unas variaciones muy ligeras en los niveles de insulina en ayunas señalaban unas diferencias muy importantes a la hora de predecir quién desarrollaría o no una enfermedad cardiovascular. El segundo, publicado en el *Coronary Artery Desease,* demostraba que la existencia y la gravedad de las enfermedades cardiovasculares están fuertemente vinculadas a aumentos muy ligeros de los niveles de insulina. Estos dos estudios confirman el principio básico de *Dieta para estar en la Zona*: que la insulina elevada es extremadamente peligrosa para la salud.

Este principio también se ha visto apoyado por unas investigaciones realizadas en la Escuela de Medicina de Harvard, presentadas por primera vez en la conferencia anual de la Asociación Cardiológica Estadounidense de 1995, en las que se demostró que la proporción entre los triglicéridos y las lipoproteínas de alta densidad del colesterol es un indicador muy fiable del riesgo de contraer enfermedades cardíacas. Esta conclusión no debe sorprendernos, ya que los niveles altos de triglicéridos y bajos de LAD del colesterol están relacionados con la resistencia a la insulina y la hiperinsulinemia. De hecho, estos estudios indicaban que los pacientes con las proporciones más altas entre los triglicéridos y las LAD del colesterol tenían diecisiete veces más posibilidades de sufrir un ataque cardíaco que los que mostraban proporciones más bajas. Un riesgo diecisiete veces mayor parece muy buena razón para mantener bajo estrecho control la proporción entre triglicéridos y las LAD del colesterol.

También ahora se ve con más claridad la relación entre obesidad, insulina y enfermedad cardiovascular. Así, por ejemplo, un estudio reciente de la Escuela de Medicina de Harvard, publicado en 1995, demostró que una mujer que aumenta de siete a diez kilos o más su peso corporal después de los dieciocho años, eleva de manera espectacular el riesgo de desarrollar una enfermedad cardíaca. Como este estudio, publicado en el *Journal of The American Medical Association,* se realizó entre 115.000 enfermeras, sin duda debe de tener alguna validez. También afirmaba que las nuevas «líneas de guía sobre el peso dadas en 1990 tranquilizaban falsamente al gran porcentaje de mujeres que estaban dentro de ellas, pero que aun así corrían riesgos que en principio se podían evitar, de contraer enfermedades cardiovasculares por culpa de su peso».

Por otro lado, unos estudios realizados en la Universidad de Stanford han demostrado asimismo la relación entre el consumo de hidratos de carbono y grasa y sus efectos sobre la insulina a partir de la comparación de diversos tipos de dietas utilizadas por pacientes obesos con diabetes de tipo II (definidos como hiperinsulinémicos). Los resultados en los análisis clínicos de los pacientes que siguen dietas bajas en hidratos de carbono y ricas en grasa (si es grasa monoinsaturada) son mucho mejores que los de aquellos que siguen las típicas dietas ricas en hidratos de carbono que se recomiendan a las personas con esta enfermedad. Y si una dieta baja en hidratos de carbono y rica en grasa es mejor para los pacientes obesos hipersinsulinémicos con diabetes de tipo II, ¿no lo será también para los estadounidenses obesos e hiperinsulinémicos (aunque no diabéticos de tipo II)? Yo diría que sí.

Muchos de mis detractores se aferran a estudios epidemiológicos para apoyar sus tesis en favor de las dietas ricas en hidratos de carbono, e insisten en que cualquier estudio que haya durado menos de un año (como el de la Escuela de Medicina de la Universidad de Stanford) no tiene ninguna validez, ya que las enfermedades cardiovasculares tardan más tiempo en desarrollarse. Ahora bien, si con respecto a las enfermedades cardíacas sólo se consideran los datos epidemiológicos, creo que la única estadística que cuenta es la mortalidad. Observa con atención los datos de la Asociación Cardiológica Estadounidense que aparecen en las figuras 17.1 y 17.2, y verás que las tasas de mortalidad por enfermedad cardiovascular de distintas poblaciones revelan interesantes paradojas.

De estos dos gráficos se desprende que los japoneses tienen una tasa de mortalidad muy baja por enfermedades cardiovasculares. Y con los franceses ocurre lo mismo, aunque su dieta es muy distinta de la de los japoneses. ¿Es una superior a la otra? Yo las he probado y he disfrutado con las dos. ¿Y qué pasa con los chinos, que comen mucho arroz pero no tanta proteína animal (pescado) como los japoneses? Si estudias las cifras de la población china urbana (la que realiza el trabajo físico duro que reduce los niveles de insulina), y las comparas con las estadounidenses, verás que hay muy poca diferencia en la tasa de mortalidad. Por lo tanto, la afirmación de que comer abundantes cantidades de arroz disminuye el riesgo de contraer enfermedades cardíacas será cierta en el caso de los japoneses urbanos pero no en el de los chinos que viven en las grandes ciudades.

Tasas de mortalidad por enfermedad cardiovascular
Edad: 35-74 años

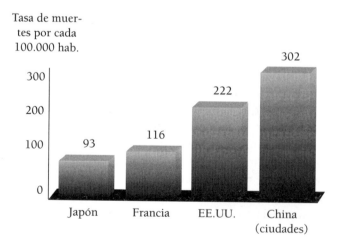

Figura 17.1. Cifras de mortalidad cardiovascular (mujeres)
De la American Heart Association, Suplemento estadístico de 1996

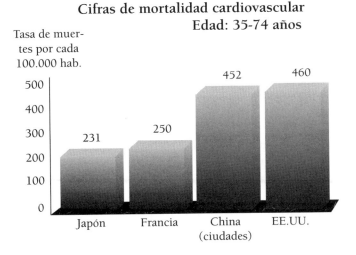

Figura 17.2. Cifras de mortalidad cardiovascular (hombres)
De la American Heart Association, Suplemento estadístico de 1996

Lo que esto demuestra realmente es que los estudios epidemológicos pueden llevar a conclusiones equivocadas. Como ha dicho Charles Hennekens, de la Escuela de Medicina de Harvard: «La epidemiología es una ciencia imperfecta e inexacta». La fuerza de la epidemiología reside en identificar una hipótesis potencial en los estudios de población a gran escala para realizar experimentos clínicos controlados que demuestren o nieguen esa hipótesis.

El apoyo a las afirmaciones de que las dietas ricas en hidratos de carbono son realmente superiores, debe provenir de estudios clínicos a largo plazo en los que la dieta haya sido estrictamente controlada. Pero por lo que yo sé, sólo se ha publicado un estudio de este tipo, y fue en 1995. En ese estudio concreto, los pacientes con enfermedades cardiovasculares siguieron una dieta vegetariana, rica en hidratos de carbono, complementada con ejercicio físico y reducción del estrés durante un período de cinco años.

Y aunque esos pacientes presentaban un mejor flujo sanguíneo, su proporción entre los triglicéridos y las LAD del colesterol (un indicador de los niveles de insulina) que, para empezar era alta, aumentó en un 25% durante los cinco años que siguieron una dieta rica en hidratos de carbono y baja en grasa, cosa que según el trabajo preliminar que realizó la Escuela de Medicina de Harvard, no les reportó precisamente un buen estado de salud a largo plazo. De hecho, el investigador principal de este estudio, el doctor K. Lance Gould, un cardiólogo muy respetado, en una carta publicada en 1996 en el *Journal of the American Medical Association,* dijo: «Con frecuencia, en personas que siguen dietas vegetarianas y ricas en hidratos de carbono, los niveles de triglicéridos suben y los de las LAD del colesterol bajan. Como los niveles bajos de LAD, en especial con unos triglicéridos aumentados, hacen que la persona corra un importante riesgo de desarrollar episodios coronarios, no recomiendo una dieta estrictamente vegetariana rica en hidratos de carbono».

Todas las investigaciones citadas indican que lentamente se está comprendiendo que la dieta rica en hidratos de carbono tal vez no sea la panacea que creíamos para nuestros enfermos. Pero ninguna de ellas confirma directamente que la dieta de la Zona sea el camino que se deba seguir. Por lo tanto queda por formular una pregunta referente a la *Dieta para estar en la Zona* y es una pregunta justificada: ¿existe algún estudio independiente que haya verificado los resultados de la dieta de la Zona en pacientes hiperinsulinémicos? La ciencia está basada en la capacidad de cualquier investigador de repetir un estudio y obtener, básicamente, los mismos resultados. Por eso, hasta que se haga esa repetición, el estudio realizado por un solo investigador sólo será indicativo. En la *Dieta para estar en la Zona,* ya presenté datos experimentales sobre sujetos hiperinsulinémicos que demostraban una clara mejora clínica después de seguir este programa durante ocho semanas, y una mejora clínica aún mayor al cabo de dieciséis. Pero ¿hay alguien que los haya repetido? ¿No es esa verdaderamente la pregunta que debemos hacernos?

Por fortuna, en febrero de 1996, se hizo un estudio de ese tipo que apareció publicado en el *American Journal of Clinical Nutrition,* en el que se controló la dieta de 43 pacientes obesos hiperinsulinémicos en régimen hospitalario durante seis semanas (la composición de la dieta utilizada para dicho estudio era esencialmente igual a la de la Zona), y se vio que, durante ese tiempo, a los pacientes les disminuyeron los niveles de azúcar en la sangre, los triglicéridos y la insulina.

¿Cómo se comparan estos resultados con los datos que presenté en la *Dieta para estar en la Zona* procedentes de mi estudio realizado con pacientes obesos, hiperinsulinémicos y con diabetes de tipo II? A fines comparativos, me he remitido a varias dietas utilizadas en el estudio publicado por el *American Journal of Clinical Nutrition* y el estudio realizado por mí, comparando la dieta de la Zona y una dieta recomendada por la Asociación Estadounidense de Diabetes. Las cifras están presentadas en razón de las distintas proporciones entre proteína e hidratos de carbono. Esta proporción (la del carburador hormonal) en la que se basa la dieta de la Zona, debería ser, idealmente, de 0,75. Los resultados se muestran en la Tabla 16.1.

Tabla 16.1
Comparación de las proporciones entre proteína e hidratos de carbono (P/H) en análisis clínicos de pacientes hiperinsulinémicos

PROPORCIÓN P/H	GLUCOSA	INSULINA	TRIGLICÉRIDOS	TG/LAD
0,33 (ADA - 8 semanas)*	−12%	+12%	+20%	+46%
0,64 (6 semanas)**	−7%	−8%	−18%	−12%
0,75 (Zona - 8 semanas)*	−12%	−20%	−27%	−24%
0.75 (Zona - 16 semanas)*	−15%	−30%	−35%	−30%

* De *La Zona* (1995), con pacientes externos con diabetes de tipo II.
** Del *American Journal of Clinical Nutrition* (1996), con pacientes internos con problemas de metabolismo.

Como puedes ver en esta Tabla, el cambio en la proporción entre proteína e hidratos de carbono en cualquier dieta alterará los niveles de insulina y, a su vez, llevará a una notable mejora clínica de la glucosa en la sangre, de los triglicéridos y de la proporción entre los triglicéridos y las LAD del colesterol de los pacientes. Y si miras los parámetros clínicos, sobre todo la proporción entre triglicéridos y las LAD del colesterol, la dieta de la Zona cumple todos los criterios clínicos de una dieta hormonalmente correcta. De hecho, cuanto más tiempo permanecían los pacientes en la Zona, mejores eran los resultados clínicos.

Ahora bien, si los estudios que demuestran que algo va mal en nuestra obsesión por los hidratos de carbono en el tratamiento de pacientes obesos son cada vez más numerosos, ¿a qué se debe que la población en general y los médicos en particular sigan adoptando una dieta rica en hidratos de carbono como panacea para nuestro aumento epidémico en la obesidad? Uno de los factores puede ser que las dietas ricas en hidratos de carbono nos ofrecen consuelo si las consideramos bajo el prisma de las calorías. Al fin y al cabo, son dietas bajas en grasas, ¿y no es la grasa lo que nos engorda? Y si la grasa es el enemigo, la táctica consiste en reducir toda la grasa de la dieta, independientemente del tipo que sea.

Ahora bien, si pensamos en el aspecto hormonal, la dieta rica en hidratos de carbono es completamente absurda, ya que eleva los niveles de insulina en las personas genéticamente predispuestas a desarrollar hiperinsulinemia o en las que ya son hiperinsulinémicas. Y este aumento de la insulina no sólo es lo que nos engorda sino también el factor que acelera el proceso hacia una enfermedad cardiovascular. Si el enemigo es la insulina, lo que se debe hacer entonces es controlar la proporción entre hidratos de carbono y proteína en cada comida. Hay dos enemigos potenciales (la grasa por un lado y la insulina por el otro) y dos tácticas distintas (una dieta rica en hidratos de carbono o una dieta hormonalmente equilibrada). Durante los últimos quince años hemos elegido el enemigo y la táctica equivocados.

El otro factor que estimula en este país la obsesión por las dietas ricas en hidratos de carbono y que hace que los estadounidenses coman cada vez mayores cantidades de estos macronutrientes es la economía. Hay que ser realistas. En la promoción de las dietas ricas en hidratos de carbono hay mucho dinero en juego. En primer lugar, si este país produce millones de toneladas de trigo cada año, ¿qué se puede hacer con él? Los animales no lo comen. El trigo sólo sirve para hacer pan, pasta y bollos. Y si tienes un importante grupo político de presión, harás todo lo que esté en tus manos para que el Gobierno aliente a los ciudadanos a comprar el máximo posible de productos elaborados con trigo. Por eso a nadie le sorprenderá que la base de la nueva pirámide alimentaria de Estados Unidos esté compuesta principalmente por productos de este tipo. Y tampoco, que el consumo de la pasta haya aumentado en un 115% durante la última década.

Segundo, si vives de la industria alimentaria, vender hidratos de carbono envasados es un gran negocio. La proteína es cara y la grasa se enrancia. De esta forma, eliminando toda la proteína y grasa que sea posible de los alimentos envasados, se prolongará el tiempo de permanencia de los productos en la despensa y se reducirán costes. En el aspecto económico es lo más sensato que se puede hacer. Además, los hidratos de carbono son baratísimos, duran siempre (piensa en la pasta), son políticamente correctos y tienen el sello de aprobación del Gobierno de Estados Unidos: más miles de millones de publicidad gratuita para promocionar su consumo. Y por lo tanto, lo más lógico es apuntarse a esta fiebre por los hidratos de carbono. Además, la modernización de nuestra tecnología alimentaria permite que prácticamente todos los productos envasados estén compuestos sólo de hidratos de carbono.

Por último, el Gobierno de Estados Unidos, en un intento por mejorar la salud del país, adoptó un concepto dietético (es decir, que comer cereales reduciría la obesidad), sobre el que no se pensó de antemano qué consecuencias hormonales podría tener. En este caso, se empezó la casa por el tejado.

Y aunque esto no signifique que haya una conspiración para engordar a los estadounidenses y para que estén menos sanos, creo que la convergencia de estos tres factores (los fuertes grupos de presión política en el sector agrícola, los beneficios en las empresas de manufactura de alimentos y el «consenso» impulsado por el Gobierno) ha llevado a nuestro país por un camino que está produciendo una crisis de salud cada vez mayor.

Evidentemente, a la sanidad pública del país le esperan grandes problemas. A principios de 1996, la Asociación Cardiológica Estadounidense anunció que, por primera vez desde 1980, las muertes por enfermedad cardiovascular estaban aumentando. Me temo que todos estos conceptos erróneos desde el punto de vista hormonal, como la fiebre de los hidratos de carbono, están empezando a pasarnos factura.

Por lo tanto, ¿cuál es la mejor dieta? Es aquella que puedas seguir toda tu vida, y que respete los criterios clínicos que he desarrollado anteriormente. Creo que muchos de mis críticos estarán de acuerdo en que se trata de líneas razonables. Una vez que comenzamos a tratar la nutrición como una ciencia que puede ser juzgada a la luz de parámetros científicos, en cuanto opuestos a criterios políticos o filosóficos, podemos, como país, recuperar el sentido común en materia alimentaria. Lo que realmente se necesita en este campo es un diálogo abierto y constante contrapuesto al «consenso» monolítico basado en sistemas de creencias. El sistema de creencias predicado a los estadounidenses de que los hidratos de carbono (en especial la pasta y el pan) son la base de una buena nutrición no funciona. En vez de seguir predicando lo mismo, ¿no sería más sensato probar otras alternativas, como la dieta que seguía tu abuela? Espero que mis críticos estén de acuerdo.

Un último comentario acerca de tu abuela. En un estudio del *New England Journal of Medicine,* se dio a conocer qué grupos humanos tenían una mayor longevidad una vez superados los ochenta años, partiendo de 1960 en adelante. En 1995 ya habían obtenido suficientes datos para llegar a conclusiones válidas. Probablemente en estas cifras estaría incluida tu abuela.

¿Y qué grupo tenía la mayor longevidad? ¿Los japoneses? No. ¿Los franceses? No. ¿los suecos? Tampoco. Eran los estadounidenses.

18

El camino que tenemos por delante

En Estados unidos debemos ser conscientes de la nueva realidad con respecto al tema del acceso ilimitado y barato a la sanidad en el siglo XXI. Para decirlo de forma simple, esta sanidad pública no existirá, sobre todo con crisis tan agudas como la que ha afectado a programas como Medicare. Así que lo mejor será que empieces a planificarte las cosas desde ahora mismo. En otras palabras, la mejor póliza de seguro médico es llegar a la Supersalud lo antes posible.

Como ya he dicho al principio, la Supersalud es un estado que va más allá de la salud (si la salud se define como la ausencia de enfermedad). La Supersalud consiste en hacer todo lo que esté en tus manos para controlar los niveles hormonales y reducir el riesgo de desarrollar una enfermedad crónica. Y ésta es la intención de este libro: ofrecerte las estrategias para dominar la Zona.

Como necesitas comer, lo ideal es que lo hagas con inteligencia. Y los estadounidenses son los que mejor lo tienen, ya que la comida les sale más barata que al resto del mundo. Sin embargo, en este país casi nadie come la cantidad suficiente de frutas y verduras, y sí cantidades excesivas de alimentos precocinados libres de grasa. Y en este proceso, cada vez avanzan más deprisa hacia el abismo de la enfermedad.

Y si no quieres cuidar de ti mismo, piensa en tus hijos. En la última década, la obesidad infantil ha aumentado un 50%. Al menos dales la oportunidad de que vivan de la mejor manera posible. Tú eres quien compra y quien prepara la comida, y por lo tanto la persona que educa sus gustos. Si no apruebas lo que le ha ocurrido a la composición de tu cuerpo y a tus niveles de energía en los últimos 15 años de glotonería de hidratos de carbono, recuerda que en tu juventud supiste qué era tener menos grasa corporal y más energía. Dales la misma oportunidad.

En este libro he intentado darte el mayor número de consejos posibles para que puedas reorganizar tu alimentación. En realidad, los ajustes son muy sencillos: empieza a pensar hormonalmente. Esto es un gran salto, es decir, alejarse del pensamiento calórico para adoptar el pensamiento hormonal. Y una vez que hayas comprendido el pensamiento hormonal, verás con toda claridad que en los últimos 15 años hemos perdido todo el sentido común acerca de lo que constituye una buena dieta. Tu abuela lo sabía de un modo intuitivo, pero nos hemos olvidado de hacer caso de su sensatez.

Lo que espero es que, después de leído este libro, termines como uno de los personajes de la película *Network*, gritando a pleno pulmón: «¡Estoy loco como una cabra y no voy a soportarlo más!». ¿Por qué estamos locos? Pues porque muchos de nosotros habríamos gozado de mayor calidad de vida en los últimos 15 años si nos hubiesen dado la información adecuada. Esta información ha estado durante décadas en las publicaciones científicas, pero ha sido convenientemente ignorada ya que no encajaba en la idea preconcebida de una «dieta correcta». Recuerda, eres tú quien tiene el control sobre tu dieta. Utiliza el mismo sentido común que tu abuela y vuelve a tomar las riendas de tu destino.

Aunque la *Dieta para entrar en la Zona* se escribió para divulgar maneras más eficaces de tratar las enfermedades crónicas, soy el primero en reconocer que la medicina preventiva no es una prioridad para la gente del mundo actual. Pues bien, la *Dieta para estar en la Zona* contiene ese elemento de inmediatez. Si lo que quieres es pensar mejor, rendir más y tener mejor aspecto, utiliza las herramientas que se encuentran en este libro y los conceptos expuestos en *Dieta para estar en la Zona*. Lo único que te pido es que sigas este programa durante dos semanas. Transcurrido ese tiempo, si ves que piensas mejor, rindes más y tienes mejor aspecto, prolóngalo dos semanas más. Al final de las cuatro semanas, si sigues sintiéndote bien, prueba otras dos semanas más. No es un sacrificio demasiado grande.

Espero conseguir con esto demostrarte que la nutrición puede cambiar tu vida de manera espectacular, siempre que la dieta se base en una combinación de ciencia y sentido común.

El siglo XXI será el siglo en el que la gente aprenderá por fin a controlar las drogas más poderosas que existen: las hormonas. Y bajo este control hormonal, la droga más poderosa de todas será llamada comida.

Tu abuela ya lo sabía. Espero que, después de leer este libro, tú también lo sepas.

Apéndice A

Otros recursos

SOPORTE TÉCNICO PERMANENTE

En nuestra página web http://www.enerzona.net encontrarás toda la información sobre el método alimentario de la Zona. En ella ofrecemos toda la información *on-line* de la Zona y de los productos EnerZona, constantemente actualizada con los últimos avances en la investigación médica, nuevas recetas de la Zona, nuevos consejos para seguir esta dieta y respuestas a las preguntas más frecuentes.

Si prefieres ponerte en manos de profesionales para el seguimiento de la dieta de la Zona, en nuestra web encontrarás datos de profesionales de la nutrición, certificados en la Zona, que podrán ayudarte, y también algunos puntos de venta donde podrás adquirir nuestros productos. También ponemos a tu disposición el número de información gratuito 900.807.411 para obtener más información.

Si eres un profesional de la nutrición y quieres obtener información más detallada sobre la Dieta de la Zona, por favor, ponte en contacto con nosotros a través de la página web o/y en el teléfono gratuito de información.

LECTURAS RECOMENDADAS

Dieta para estar en la Zona
Barry Sears
Ediciones Urano, 1996
Es el texto de referencia básico en el que se ha basado este libro. *Dieta para estar en la Zona* estudia con más detalle la bioquímica de los mecanismos de control hormonal de la comida y sus efectos en las enfermedades.

Indicado para
- Revitalizar y conservar la función mental
- Disminuir el riesgo de las enfermedades cardiacas y la diabetes.

Rejuvenecer en la Zona
Barry Sears
Ediciones Urano, 2001

Rejuvenecer en la Zona nos presenta un programa nutricional que permite prevenir muchos de los problemas asociados con el envejecimiento, tanto físico como mental. Con este libro le resultará fácil descubrir que sí puede influir positivamente en su estado de salud, sintiéndose y viéndose más joven. Un programa revolucionario y comprobado para:
- Vivir más y mejor
- Recobrar el vigor y la vitalidad
- Mejorar el rendimiento sexual y la fertilidad
- Corregir los efectos de la menopausia y la andropausia.

Protein Powder
Michael and Mary Dan Eades
Bantam, 1996

Es un libro excelente sobre la hiperinsulinemia escrito por unos amigos íntimos y colegas míos. Como la ciencia básica que contiene este libro es la misma que la que se encuentra en *Dieta para estar en la Zona*, lo recomiendo encarecidamente. Aunque su enfoque dietético inicial para reducir la insulina empieza con una proporción más alta entre hidratos de carbono y proteína de la que yo puse en *Dieta para estar en la Zona*, introducen gradualmente los hidratos de carbono en los pacientes de modo que su plan de mantenimiento es el mismo que postula la *Dieta para estar en la Zona*. Sin embargo, los dos programas están de acuerdo en que una persona tiene que ajustar su proporción entre proteínas e hidratos de carbono a fin de controlar la insulina de forma permanente.

Beyond Prozac
Michael Norden
Regan Books, 1995

Escrito por un pionero en los estudios sobre el Prozac, este libro explica que existen unos métodos sencillos, entre ellos la dieta de la

Zona, para aumentar los niveles de serotonina (la acción farmacológica del Prozac). Un recurso excelente para todo el que se interese por los efectos y las implicaciones de los fármacos moduladores de la serotonina.

The Complete Book of Food Counts
Corinne T. Netzer
Dell, 1991
Este libro ofrece una lista muy completa de todos los productos alimenticios en cuanto a su composición de macronutrientes. Convierte cada término en los bloques apropiados, multiplica el contenido proteínico de las fuentes vegetales por el 75% y obtendrás la cantidad de proteína absorbible. Resta el contenido en fibra de los hidratos de carbono totales y obtendrás la cantidad de hidratos de carbono promotores de la insulina.

Bloques de alimentos

El concepto bloques de alimentos de macronutrientes nos proporciona un método sencillo para elaborar platos de la Zona. A continuación te presentamos el tamaño de las raciones de los bloques de proteína, los de hidratos de carbono y los de grasa que equivalen a un bloque. No olvides que los volúmenes de proteína son para raciones crudas. Cada bloque de hidratos de carbono representa la cantidad de hidratos de carbono promotores de la insulina que contiene esa porción. Aunque, por lo general, los hidratos de carbono favorables tienen un índice glucémico bajo, hay excepciones, como los helados y las patatas fritas, que también tienen un alto contenido en grasa (véase el índice glucémico del Apéndice E).

He convertido los bloques en medidas muy fáciles de memorizar. Esta lista no pretende ser exhaustiva. Si en ella no encuentras alguno de tus alimentos favoritos, consulta el libro *Complete Book of Food Counts* de Corinne Netzer (Dell, 1991), donde la encontrarás ampliada. La he actualizado desde que se publicó la *Dieta para estar en la Zona*, por lo que algunos bloques son distintos de los de la versión original.

Siempre que confecciones un menú de la Zona, recuerda la regla básica: que los bloques de proteína y los de hidratos de carbono estén en relación de 1:1.

1. MINIBLOQUES DE PROTEÍNA (cada minibloque equivale a 7 g de proteína)

a) Fuentes favorables: la mejor elección

Carne fresca	Cantidad
Avestruz (pechuga)	35 g
Caracoles	55 g

Ciervo	35 g
Cordero (muslo y costillas)	35 g
Pavo fiambre (pechuga)	45 g
Pavo sin piel (pechuga)	30 g
Pollo fiambre (pechuga)	45 g
Pollo sin piel (pechuga)	30 g
Rana (ancas)	50 g
Ternera	35 g

Quesos	**Cantidad**
Feta	45 g
Mozzarella de vaca (desnatada)	35 g
Queso de cabra fresco	60 g
Queso fresco	40 g
Quesos light	45 g
Requesón de búfala	65 g
Requesón de oveja	75 g
Requesón de vaca	80 g

Huevos	**Cantidad**
Clara	2 unidades

Proteína de origen vegetal	**Cantidad**
Albóndiga de soja	1 unidad
Hamburguesa de soja	½ pieza
Perrito caliente de soja	1 unidad
Proteína en polvo (según concentración)	8-10 g
Salchichas de soja	2 unidades

Pescados y mariscos	**Cantidad**
Abadejo	45 g
Almejas	70 g
Anchoas	40 g
Anchoas en aceite	30 g
Anguila de cría (filetes)	50 g
Anguila de río	60 g
Arenque ahumado	35 g
Arenque escabechado	40 g
Arenque fresco	45 g

Arenque sin sal	35 g
Atún en lata (en aceite)	30 g
Atún en lata (natural)	30 g
Atún fresco	30 g
Atún en salmuera	30 g
Bacalao	35 g
Bacalao seco	25 g
Barbo	45 g
Caballa fresca*	40 g
Caballa en salmuera*	35 g
Calamar	50 g
Cangrejo	40 g
Carpa	35 g
Dorada	35 g
Esturión	35 g
Esturión, huevos de (caviar)	25 g
Gambas	50 g
Hipogloso (halibut)	40 g
Langosta	45 g
Lenguado	40 g
Lirio	30 g
Lubina de criadero	30 g
Lubina salvaje	40 g
Lucio	40 g
Mejillón	60 g
Merluza o pescadilla fresca	40 g
Mero	40 g
Mújol	45 g
Mújol, huevos de (en bote)	20 g
Pagel (breca)	35 g
Pargo	45 g
Pez espada	45 g
Pez gato	45 g
Pez persa	45 g
Pulpo	65 g
Salmón ahumado*	30 g
Salmón fresco*	40 g
Salmón en salmuera*	35 g
Salmonete	45 g

Sardinas*	35 g
Sardo	35 g
Trucha	50 g
Trucha de criadero (filetes)	35 g
Vieiras	45 g

b) Fuentes menos favorables: consumir con moderación

Carne fresca	Cantidad
Avestruz	30 g
Beicon de pavo	3 tiras
Caballo	35 g
Cabrito	35 g
Cecina magra	30 g
Cerdo	35 g
Conejo, sin muslos	35 g
Faisán	30 g
Pavo sin piel, sin pechuga	40 g
Perdiz	30 g
Pollo sin piel, sin pechuga	35 g

Carnes transformadas	Cantidad
Jamón crudo desgrasado	25 g
Jamón de York desgrasado	30 g

Quesos	Cantidad
Brie	35 g
Camembert	35 g
Gorgonzola	35 g
Mozzarella de búfala	40 g
Parmesano	20 g
Provolone	25 g
Ricotta, desnatada	75 g

Huevos	Cantidad
Enteros	1 unidad

* Rico en EPA.

c) *Fuentes desfavorables: procurar evitar*

Carne fresca	Cantidad
Caballo, con grasa*	35 g
Cerdo, con grasa	35 g
Conejo, muslo	35 g
Cordero	35 g
Gallina	35 g
Ganso	45 g
Hamburguesa	½ pieza
Hamburguesa grande	¼ de pieza
Hamburguesa con queso	½ pieza
Menudillos varios	30 g
Pavo con piel	35 g
Pollo con piel	35 g
Ternera picada (10-15% de grasa)	
Ternera picada (más de 15% de grasa)*	
Vacuno, con grasa*	35 g

Carnes transformadas	Cantidad
Carne vacuna prensada, enlatada	35 g
Chicharrones	15 g
Kielbasa (salchicha alemana)	60 g
Mortadela	50 g
Paté de hígado de conejo	55 g
Paté de jamón de pollo	60 g
Perrito caliente (cerdo o ternera)	1 unidad
Perrito caliente (pavo o pollo)	1 unidad
Salchicha de cerdo	45 g
Salchichón	25 g
Sobrasada	35 g
Tocino	30 g

Quesos	Cantidad
Emmental	25 g
Queso de oveja, curado	25 g

* Contiene ácido araquidónico.

Huevos	Cantidad
Yema	2 unidades

2. MINIBLOQUES DE CARBOHIDRATOS (cada minibloque equivale a 9 g de carbohidratos)

a) Fuentes favorables: la mejor elección

Legumbres	Crudas	Cocidas
Altramuces	125 g	- - -
Garbanzos	20 g	60 g
Habas frescas	200 g	160 g
Habas secas	15 g	45 g
Judías secas	20 g	50 g
Judías verdes	380 g	360 g
Lentejas	15 g	45 g

Hortalizas, tubérculos, hierbas aromáticas	Crudos	Cocidos
Acelgas cortadas	300 g	250 g
Alcachofas	360 g	270 g
Berenjenas	350 g	280 g
Brécoles	290 g	280 g
Cebollas	160 g	130 g
Col roja	335 g	- - -
Col verde	360 g	360 g
Coles de Bruselas	215 g	190 g
Coliflor	330 g	300 g
Endibias	330 g	- - -
Ensalada: achicoria, lechuga	libre	
Espárragos blancos	300 g	290 g
Espárragos trigueros	270 g	- - -
Hinojo	libre	
Menta	170 g	- - -
Pepinos	500 g	- - -
Pimientos amarillos y rojos		
Pimientos verdes	150 g	- - -
Setas comunes	libre	
Tomates de ensalada	300 g	- - -

Frutas	Peso	Cantidad
Albaricoques	130 g	3 unidades
Arándanos	175 g	½ taza
Cerezas	90 g	8 unidades
Ciruelas amarillas	125 g	
Ciruelas negras	85 g	
Ciruelas rojas	85 g	
Clementinas	70 g	1 unidad
Frambuesas	140 g	
Fresas	170 g	1 taza
Granadas	50 g	
Grosellas	135 g	
Guindas	90 g	8 unidades
Kiwi	100 g	1 unidad
Limones	400 g	1 unidad
Litchi	50 g	
Macedonia al natural	120 g	½ taza
Mandarinas	50 g	1 unidad
Manzanas	90 g	½ unidad
Melocotón	90 g	1 unidad
Melones de invierno	180 g	
Melones de verano	120 g	
Membrillos	140 g	1 unidad
Naranjas	115 g	½ unidad
Nectarina	115 g	½ unidad
Nísperos	150 g	
Pasiflora (fruto de la pasión)	160 g	
Peras	100 g	½ unidad
Piña	90 g	½ taza
Pomelo	145 g	½ unidad
Sandía	250 g	¾ de taza
Uvas	60 g	½ taza

b) Fuentes menos favorables: consumir con moderación

Hortalizas, tubérculos, hierbas aromáticas	Crudos	Cocidos
Achicoria roja	550 g	
Achicoria verde	libre	

Calabacines	640 g	600 g
Espinacas, al natural o congeladas	300 g	260 g
Jaramago o diente de león	250 g	
Nabos	240 g	230 g
Puerros	170 g	
Rábanos	500 g	
Tomate, conserva de	45 g	
Tomates maduros	250 g	
Tomates pelados, en lata	300 g	
Tomates triturados	300 g	
Tomate, zumo de	300 g	
Trufa negra	libre	

Cereales	**Crudos**	**Cocidos**
Avena	20 g	50 g
Cebada en grano	15 g	
Copos de centeno	10 g	
Gachas	15 g	
Harina de cebada	15 g	

Dulces y helados	**Peso**	**Cantidad**
Bizcochos	10 g	1 unidad
Bizcochos integrales	15 g	1 unidad
Barquillos	10 g	
Chocolate	20 g	
Confitados	10 g	
Costrada	15 g	
Crema de avellanas	15 g	
Cruasán	15 g	½ unidad
Fructosa	10 g	1 cucharadita
Golosinas	10 g	
Helado de castaña	35 g	
Helado de chocolate	35 g	
Helado, cucurucho	30 g	
Helado empaquetado con galleta y crema	20 g	
Helado de leche	45 g	

c) Fuentes desfavorables: procurar evitar

Legumbres	Crudas	Cocidas
Guisantes frescos	140 g	120 g
Guisantes en lata, escurridos	80 g	
Guisantes secos	20 g	

Hortalizas	Crudas	Cocidas
Calabaza	250 g	
Maíz	30 g	
Patatas	50 g	
Patatas asadas	35 g	
Patatas fritas	30 g	
Remolacha	225 g	
Zanahorias	120 g	120 g

Frutas	Peso
Albaricoques deshidratados	10 g
Albaricoques secos	15 g
Castañas	25 g
Castañas secas	15 g
Cerezas confitadas	15 g
Ciruelas secas	15 g
Dátiles	15 g
Higos frescos	80 g
Higos secos	15 g
Kaki	55 g
Mango	70 g
Manzanas deshidratadas	10 g
Papaya	130 g
Pasas	10 g
Peras confitadas	10 g
Plátanos	60 g

Cereales y derivados	Peso	Cantidad
Arroz blanco	10 g	
Arroz integral	15 g	
Bastoncitos de pan	15 g	2 unidades
Crackers salados	10 g	2 unidades

	Peso	Cantidad
Harina de centeno	15 g	
Harina de maíz	10 g	
Harina de maíz cocido	40 g	
Harina de trigo duro	15 g	
Harina de trigo duro integral	15 g	
Pan	15 g	1 rebanada
Pan al aceite	15 g	1 rebanada
Pan de centeno	20 g	1 rebanada
Pan integral	20 g	1 rebanada
Pan de leche	15 g	1 rebanada
Pasta al huevo	10 g	
Pasta de sémola	10 g	
Pasta de sémola cocida	30 g	
Sémola	10 g	
Tostadas	10 g	1 unidad
Tostadas integrales	15 g	1 unidad

Dulces y helados	**Peso**	**Cantidad**
Azúcar	8 g	
Barquillo bañado de chocolate	15 g	
Bollos	15 g	
Helado de nata	35 g	
Mermelada	15 g	
Miel	8 g	½ cucharada
Panettone	15 g	
Pasta de almendras	15 g	
Polo de naranja	25 g	
Saboyanos	15 g	
Turrón de almendra	15 g	

Bebidas	**Peso**
Cerveza	180 g
Colas	100 g
Naranjada	100 g
Superalcohólicas (whisky, vodka, ...)	30 g
Vino	120 g

Zumos de fruta	**Peso**
Zumo de albaricoque	60 g

Zumo de naranja	100 g
Zumo de pera	60 g
Zumo de uva	50 g

3. MINIBLOQUES DE GRASA (cada minibloque equivale a 1,5 g de grasa)

a) Fuentes favorables: la mejor elección

	Peso	Cantidad
Aceite de oliva	1,5 g	⅓ de cucharada
Aceite de oliva extra virgen	1,5 g	⅓ de cucharada
Aceitunas negras	5 g	3 unidades
Aceitunas verdes	10 g	3 unidades
Aguacate	6 g	
Almendras	3 g	3 unidades
Anacardos	3 g	3 unidades
Avellanas	2,5 g	3 unidades
Cacahuetes	3 g	6 unidades
Nueces frescas	2,5 g	1 unidad
Nueces de macadamia	2,5 g	1 unidad
Nueces secas	2 g	1 unidad
Piñones	3 g	8 unidades
Pistachos	2,5 g	6 unidades

b) Fuentes menos favorables: consumir con moderación

	Peso	Cantidad
Aceite de cacahuete	1,5 g	⅓ de cucharada
Aceite de sésamo	1,5 g	⅓ de cucharada
Mayonesa *light*	6 g	

c) Fuentes desfavorables: procurar evitar

	Peso
Aceite, otros tipos	1,5 g
Manteca	2 g
Margarina	2 g
Mayonesa	2 g
Nata	4 g

Tocino	1,5 g

4. ALIMENTOS DE COMPOSICIÓN MIXTA

a) Fuentes favorables: la mejor elección

Leche y yogur	Peso	Bloques
Leche de vaca, semidesnatada*	200 g	1 bloque
Leche de vaca, UHT semidesnatada*	200 g	1 bloque
Yogur natural, semidesnatado*	200 g	1 bloque

Soja	Peso	Minibloques: Proteína	Carbohidratos	Grasa
Brotes	300 g	2,5	1	1,5
Harina	40 g	2	1	3
Judías	40 g	2	1	2,5
Leche	240 g	1	1,5	-
Tempeh	45 g	1	1	-
Tofu	32 g	1	1,5	-

b) Fuentes menos favorables: consumir con moderación

Cereales	Peso	Minibloques: Proteína	Carbohidratos	Grasa
Germen de trigo duro	15 g	1	–	-
Germen de trigo tierno	15 g	1	–	-
Tortellini frescos	20 g	1	–	-
Tortellini secos	15 g	1	–	-

Unidades de medida

Taza: equivale al volumen de un vaso de agua de 250 ml.
Cucharada: contenido de una cuchara sopera.
Cucharadita: contenido de una cuchara de las de café.

* Contiene proteínas, carbohidratos y grasas en las justas proporciones.

Apéndice C

Cómo calcular la masa corporal magra

Para calcular la masa corporal magra de una manera rápida y sencilla deberás utilizar una cinta métrica y una báscula. Tendrás que tomarte todas las medidas desnudo y asegurarte de que la cinta se adapta a los contornos de tu cuerpo sin comprimir la piel ni los tejidos subyacentes. Toma las medidas tres veces y saca el promedio. Las medidas deberán ser en centímetros. Las tablas que te ofrecemos aquí han sido utilizadas con el permiso del doctor Michael Eades, que las publicó en su libro *Thin So Fast* [Adelgazar con rapidez].*

Cálculo de los porcentajes de grasa corporal en las mujeres

Los cinco pasos que hay que seguir:

1. Con ayuda de la cinta métrica, mídete las caderas en su punto más ancho y la cintura a la altura del ombligo. Es necesario que te midas la cintura en este punto y no en su parte más estrecha. Toma estas medidas tres veces y saca el promedio.
2. Mídete la estatura sin zapatos
3. Apunta todas las medidas que hayas obtenido en la hoja de trabajo.
4. Busca cada una de estas medidas en la columna apropiada de las tablas que aparecen en las siguientes páginas y apunta las constantes en la hoja de trabajo.
5. Suma las constantes A y B, luego resta la constante C y redondea la cifra hacia el número entero más cercano. Esta cifra será tu porcentaje de grasa corporal.

Hoja de trabajo para calcular el porcentaje de grasa corporal en las mujeres

Promedio de medida de la cadera _____ (Constante A)

Promedio de medida del abdomen _____ (Constante B)

Estatura _____ (Constante C)

Buscar en las columnas que corresponda de la Tabla 1, cada medida promedio y la estatura.

Constante A= ——————

Constante B= ——————

Constante C= ——————

Para determinar el porcentaje aproximado de grasa corporal, sumar las Constantes A y B y restar, del total obtenido, la Constante C. El resultado será tu porcentaje de grasa corporal.

Cálculo de los porcentajes de grasa corporal en los hombres

Aquí tienes los 4 pasos que debes seguir:

1. Con ayuda de la cinta métrica, mídete el contorno de la cintura a la altura del ombligo. Toma las medidas tres veces y saca el promedio.
2. Mídete la muñeca justo por encima de la articulación. Toma la medida de la mano que más utilices.
3. Apunta estas medidas en la hoja de trabajo para hombres.
4. Resta la medida de la muñeca de la medida de la cintura y busca el valor resultante en la Tabla 2. El peso aparece en el lado izquierdo de la tabla. Avanza hacia la derecha a partir del peso hasta encontrar la columna «cintura menos muñeca». En la intersección de estas dos líneas encontrarás tu porcentaje de grasa corporal.

Hoja de trabajo para calcular el porcentaje de grasa corporal en los hombres

Promedio de medidas de la cintura _____ (cm)

Promedio de medidas de la muñeca _____ (cm)

Resta la medida de la muñeca de la medida de la cintura. Busca tu peso en la Tabla 2. Después busca tu cifra de «cintura menos muñeca». El punto de intersección de ambas columnas te dará tu porcentaje aproximado de grasa corporal.

Cálculo de la masa corporal magra (para hombres y mujeres)

Ahora que ya tienes tu porcentaje de grasa corporal, el paso siguiente será utilizar esta cifra para calcular el peso en kilogramos de la proporción del peso total de tu cuerpo que corresponde a la grasa. Esto se obtiene multiplicando el peso por el porcentaje de grasa corporal.(No olvides utilizar decimales; un 15 % es 0,15, por ejemplo.)

(Peso) × (% de grasa corporal)= peso total de grasa corporal.

Una vez que conozcas lo que pesa tu masa grasa, resta esta cifra del peso total y obtendrás la masa corporal magra. La masa corporal magra es el peso total de todos los tejidos corporales no grasos.

         _____ Tu peso total

        −_____ Tu grasa corporal

        =_____ Tu masa corporal magra

Masa corporal magra= peso total − grasa corporal total

Tabla 1

Cálculo del porcentaje de grasa corporal en las mujeres

CADERAS		ABDOMEN		ALTURA	
Centímetros	Constante A	Centímetros	Constante B	Centímetros	Constante C
75	32,75	50	14	140	33,59
76	33,39	51	14,27	141	33,83
77	33,83	52	14,55	142	34,07
78	34,44	53	14,83	143	34,31
79	34,98	54	15,11	144	34,55
80	35,70	55	15,39	145	34,79
81	36,14	56	15,67	146	35,03
82	36,59	57	15,95	147	35,27
83	37,30	58	16,23	148	35,51
84	37,75	59	16,51	149	35,75
85	38,20	60	16,79	150	35,99
86	38,90	61	17,07	151	36,23
87	39,35	62	17,35	152	36,47
88	40,05	63	17,64	153	36,71
89	40,45	64	17,92	154	36,95
90	41	65	18,19	155	37,19
91	41,75	66	18,48	156	37,43
92	42,10	67	18,75	157	37,67
93	42,65	68	19,03	158	37,91
94	43,20	69	19,31	159	38,15
95	43,75	70	19,59	160	38,39
96	44,30	71	19,87	161	38,63
97	44,85	72	20,15	162	38,87
98	45,40	73	20,43	163	39,11
99	46,02	74	20,71	164	39,35
100	46,65	75	20,99	165	39,59
101	47,19	76	21,27	166	39,83

CADERAS		ABDOMEN		ALTURA	
Centímetros	Constante A	Centímetros	Constante B	Centímetros	Constante C
102	47,66	77	21,55	167	40,07
103	48,21	78	21,83	168	40,31
104	48,77	79	22,11	169	40,55
105	49,24	80	22,39	170	40,79
106	49,86	81	22,67	171	41,03
107	50,39	82	22,95	172	41,27
108	50,90	83	23,23	173	41,51
109	51,51	84	23,51	174	41,75
110	52,00	85	23,79	175	41,99
111	52,67	86	24,07	176	42,23
112	53,14	87	24,35	177	42,47
113	53,71	88	24,63	178	42,72
114	54,26	89	24,91	179	42,96
115	54,81	90	25,19	180	43,20
116	55,38	91	25,48	181	43,44
117	55,91	92	25,75	182	43,68
118	56,46	93	26,03	183	43,92
119	57,00	94	26,31	184	44,26
120	57,56	95	26,59	185	44,40
121	58,14	96	26,87	186	44,64
122	58,66	97	27,15	187	44,88
123	59,18	98	27,43	188	45,12
124	59,72	99	27,71	189	45,36
125	50,36	100	27,99	190	45,60
126	60,87	101	28,27	191	45,84
127	61,42	102	28,55	192	46,08
128	61,96	103	28,83	193	46,32

CADERAS Centímetros	Constante A	ABDOMEN Centímetros	Constante B	ALTURA Centímetros	Constante C
129	62,50	104	29,11	194	46,56
130	63,06	105	29,39	195	46,80
131	63,61	106	29,67	196	47,04
132	64,16	107	29,95	197	47,18
133	64,70	108	30,23	198	47,42
134	65,26	109	30,51	199	47,66
135	65,81	110	30,79	200	47,90
136	66,36	111	31,07		
137	66,91	112	31,35		
138	67,46	113	31,64		
139	68,01	114	31,92		
140	68,55	115	32,20		
141	69,11	115	32,48		
142	69,66	117	32,75		
143	70,17	118	33,03		
144	70,76	119	33,31		
145	71,31	120	33,59		
146	71,86	121	33,87		
147	72,41	122	34,15		
148	72,96	123	34,43		
149	73,51	124	34,71		
150	74,06	125	34,99		

Tabla 2
Cálculo del porcentaje de grasa corporal en los hombres

Cintura – muñeca (cm):

Peso (kg)	56	57	58	59	60	61	62	63	64
55	4	6	8	10	11	12	14	16	17
57	4	6	7	9	10	11	13	15	16
59	3	5	7	9	10	11	12	14	15
61	3	5	7	8	9	10	12	13	14
63	3	5	5	8	9	10	11	13	14
65		4	6	7	8	9	11	12	13
67		4	6	7	8	9	10	11	12
69		4	5	7	8	9	10	11	12
71		4	5	6	7	8	10	11	12
73		4	5	6	7	8	9	10	11
75		3	5	6	7	8	9	10	11
77		3	4	6	7	7	9	10	11
79			4	6	6	7	8	9	10
81			4	5	6	7	8	9	10
83			4	5	6	6	8	9	10
85			4	5	6	6	7	8	9
87			4	5	5	6	7	8	9
B9			3	4	5	6	7	8	9
91			3	4	5	6	7	8	8
93				4	5	5	6	7	8
95				4	5	5	6	7	8
97				4	4	5	6	7	8
99				4	4	5	6	7	8
101				3	4	4	6	7	8
103				3	4	4	6	7	8
105				3	4	4	5	5	7
107				3	3	4	5	5	7
109					3	4	5	6	6
111					3	4	5	6	6
113						4	5	6	6
115						3	4	5	6
117						3	4	5	6
119						3	4	5	6
121						3	4	5	6
123							4	5	e
125							4	5	5
127							4	4	5
129							4	4	5
131							3	4	4
133							3	4	4
135							3	4	4

Cintura – muñeca (cm):

Peso (kg)	65	66	57	68	69	70	71	72	73
55	18	20	21	22	23	25	27	29	30
57	17	19	20	21	22	24	26	28	30
59	16	18	20	21	22	23	25	27	28
61	15	17	19	20	21	22	24	26	27
63	15	16	18	19	20	21	23	24	26
65	14	15	17	18	19	20	22	23	24
67	14	15	16	17	18	19	21	23	24
69	13	15	16	17	18	19	20	22	23
71	13	14	16	17	18	19	20	21	22
73	12	14	15	17	18	18	19	20	21
75	12	13	14	16	17	17	19	20	21
77	12	13	14	15	16	17	18	19	20
79	11	12	13	14	15	16	17	19	19
81	11	12	13	14	15	16	17	18	19
83	11	11	12	13	14	15	15	18	19
85	10	11	12	13	14	15	15	17	18
87	10	11	12	13	14	15	16	17	18
89	10	11	12	13	14	14	15	16	17
91	9	10	11	12	13	14	15	16	17
93	9	10	11	12	13	13	14	15	16
95	9	9	10	11	12	13	14	15	16
97	9	9	10	11	12	12	13	14	15
99	9	9	10	11	11	12	13	14	14
101	9	9	10	11	11	12	13	14	14
103	9	9	10	11	11	12	13	14	14
105	7	8	9	10	10	11	12	13	13
107	7	8	9	10	10	11	12	13	13
109	7	8	9	10	10	11	12	13	13
111	7	8	9	9	9	10	11	12	12
113	5	7	8	9	9	10	11	12	12
115	6	7	8	9	9	10	11	12	12
117	6	7	8	9	9	10	10	11	12
119	6	7	8	8	9	10	10	11	12
121	6	7	8	8	8	9	10	11	12
123	6	7	7	8	8	9	10	11	11
125	5	6	7	8	8	9	10	10	11
127	5	6	7	8	8	9	9	10	10
129	5	6	7	8	8	8	9	10	10
131	5	6	7	7	8	8	9	10	10
133	5	5	5	7	7	8	9	10	10
135	5	5	5	6	7	8	9	9	10

Cintura – muñeca (cm):

Peso (kg)	74	75	76	77	78	79	80	81	82
55	31	33	35	37	38	39	41	43	45
57	31	32	33	35	36	37	39	41	43
59	29	30	32	34	35	36	37	39	41
61	28	29	31	32	33	34	36	38	39
63	27	28	29	31	32	33	34	36	38
es	25	27	28	29	30	31	33	35	36
67	24	26	27	28	29	30	32	33	35
69	23	25	26	27	28	29	31	32	34
71	23	25	26	27	28	29	31	32	34
73	22	24	25	26	27	28	30	31	33
75	22	23	24	26	27	28	29	30	31
77	21	22	24	25	26	27	28	29	30
79	20	21	23	24	25	26	27	28	29
81	20	21	22	23	24	25	26	27	28
83	19	20	21	22	23	24	25	26	27
85	18	19	21	22	23	24	25	26	27
87	18	19	20	21	22	23	24	25	26
89	18	19	20	21	22	23	24	25	26
91	18	18	19	20	21	22	23	24	25
93	17	18	19	20	21	21	22	23	24
95	16	17	18	19	20	21	22	23	24
97	16	17	18	19	20	20	21	22	23
99	15	16	17	18	19	19	20	21	22
101	15	16	17	18	19	19	20	21	22
103	15	16	17	18	18	19	20	21	21
105	14	15	16	17	18	18	19	20	21
107	14	15	16	17	18	18	19	20	21
109	14	15	16	17	17	17	18	19	20
111	13	14	15	16	17	17	18	19	20
113	13	14	15	16	17	17	18	18	19
115	13	14	14	15	16	16	17	18	19
117	13	13	14	15	16	16	17	18	19
119	13	13	14	14	15	16	17	18	19
121	13	13	14	14	15	16	16	17	18
123	12	13	13	13	14	15	16	17	18
125	11	12	13	13	14	15	16	16	17
127	11	12	13	13	14	14	15	16	17
129	11	12	12	13	13	14	15	16	17
131	11	11	12	13	13	14	15	15	16
133	10	11	12	13	13	14	14	15	16
135	10	11	12	12	12	13	14	15	15

Cintura – muñeca (cm):

Peso (kg)	83	84	85	86	87	88	89	90	91
55	46	47	49	50	51	52	54		
57	44	45	46	48	49	50	52	54	
59	42	43	44	46	47	48	50	52	53
61	40	41	43	44	45	46	48	50	51
63	39	40	41	43	44	44	46	48	49
65	37	38	39	41	42	43	44	46	47
67	36	37	38	39	40	41	43	45	46
69	35	36	37	38	39	40	42	44	45
71	35	36	37	37	38	39	41	43	44
73	33	34	35	36	37	38	40	41	43
75	32	33	34	35	36	37	38	40	41
77	31	32	33	34	35	36	37	38	39
79	30	31	32	33	34	35	36	37	38
81	29	30	31	32	33	34	35	36	37
83	28	29	30	31	32	33	34	35	36
85	28	29	29	30	31	32	33	34	35
87	27	28	29	30	31	32	33	34	34
89	27	28	28	29	30	31	32	33	33
91	26	27	28	29	30	30	31	32	33
93	25	25	27	28	29	29	30	31	32
95	25	25	26	27	28	28	29	30	31
97	24	25	25	26	27	28	29	30	31
99	23	24	25	26	27	27	28	29	30
101	23	24	24	25	26	26	28	28	29
103	22	23	24	25	26	26	27	28	29
105	22	22	23	24	25	25	26	27	28
107	22	22	23	24	25	25	26	27	28
109	21	22	22	23	24	24	25	26	27
111	21	22	22	23	23	24	25	26	26
113	20	21	21	22	23	23	24	25	26
115	20	21	21	22	22	23	24	24	25
117	19	20	20	21	22	22	23	24	25
119	19	20	20	21	22	22	23	24	24
121	19	19	20	21	22	22	23	23	24
123	19	19	19	20	21	21	22	23	23
125	18	18	19	20	21	21	22	22	23
127	18	18	19	19	20	20	21	22	22
129	17	17	18	19	20	20	21	21	22
131	17	17	18	19	19	19	20	21	21
133	17	17	17	18	19	19	20	21	21
135	16	16	17	18	18	19	19	20	20

Cintura – muñeca (cm):

Peso (kg)	92	93	94	95	96	97	98	99	100
55									
57									
59	54	55							
61	52	53	55						
63	50	51	53	54					
65	48	49	51	52	53	54	55		
67	47	48	49	51	52	53	54	55	
69	46	47	48	50	51	52	53	54	55
71	45	46	47	49	50	51	52	53	54
73	44	45	46	47	48	49	50	51	53
75	42	43	44	45	47	48	49	50	51
77	40	41	43	44	45	46	47	48	49
79	39	40	41	43	44	45	46	47	48
81	38	39	40	41	42	43	44	45	47
83	37	38	39	40	41	42	43	44	46
85	36	37	38	39	40	41	42	43	45
87	35	36	37	38	39	40	41	42	44
89	34	35	36	37	38	39	40	41	43
91	34	35	36	37	38	39	40	40	41
93	33	34	35	36	37	38	39	39	40
95	32	33	34	35	36	37	38	38	39
97	31	32	33	34	35	36	37	37	38
99	30	31	32	33	34	35	36	36	37
101	30	31	32	33	34	35	36	36	37
103	29	30	31	32	33	34	35	35	36
105	29	30	31	32	33	34	35	35	35
107	28	29	30	31	32	33	34	34	35
109	27	28	29	30	31	32	33	33	34
111	27	27	28	29	30	31	32	32	33
113	26	27	28	29	30	30	31	31	32
115	25	26	27	28	29	30	31	31	32
117	25	26	27	27	28	29	30	30	31
119	25	26	27	27	28	29	30	30	31
121	24	25	26	27	28	28	29	29	30
123	24	25	25	26	27	28	29	29	30
125	23	24	25	25	26	27	28	28	29
127	23	24	24	25	26	27	27	28	29
129	22	23	24	25	26	26	26	27	28
131	22	23	23	25	26	26	26	27	27
133	21	22	23	24	25	25	26	26	27
135	21	22	22	23	24	24	25	26	26

Cintura – muñeca (cm):

Peso (kg)	101	102	103	104	105	106	107	108	109
55									
57									
59									
61									
63									
65									
67									
69									
71	55								
73	54	55							
75	52	53	54	55					
77	51	52	53	54	55				
79	49	50	51	52	53	54	55		
81	48	49	50	51	52	53	54	54	
83	47	48	49	50	51	52	53	53	54
85	46	47	48	48	49	50	51	51	53
87	45	46	47	47	48	49	50	50	52
89	44	45	46	46	47	48	49	49	50
91	42	43	44	45	46	47	48	48	50
93	41	42	43	44	45	46	47	47	48
95	40	41	42	43	44	45	46	46	47
97	39	40	41	42	43	44	45	45	46
99	38	39	40	41	42	43	44	44	45
101	38	39	40	40	41	42	43	43	44
103	37	38	39	40	40	41	42	43	44
105	37	37	38	39	40	40	41	42	43
107	36	36	37	38	39	39	40	41	42
109	35	35	36	37	38	39	40	40	41
111	34	34	35	36	37	38	39	39	40
113	33	34	35	35	36	37	38	38	39
115	33	33	34	34	35	36	37	37	38
117	32	33	33	34	35	35	36	36	37
119	32	32	33	33	34	34	35	36	37
121	31	31	32	33	34	34	35	35	36
123	31	31	32	32	33	34	34	35	36
125	30	30	31	32	32	33	33	34	35
127	29	30	30	31	32	32	33	33	34
129	29	29	30	30	31	31	32	33	34
131	28	28	29	30	31	31	31	32	33
133	27	28	28	29	30	30	31	32	32
135	27	27	28	29	29	30	30	31	32

Peso (kg)	Cintura – muñeca (cm):								
	110	111	112	113	114	115	116	117	118
55									
57									
59									
61									
63									
65									
67									
69									
71									
73									
75									
77									
79									
81									
83	55								
85	54	55	55						
87	53	54	54	55					
89	52	53	53	54	55	55			
91	51	52	52	53	54	55	55	55	
93	49	51	51	52	53	54	54	55	55
95	48	50	50	51	52	53	53	54	55
97	47	49	49	50	51	52	52	53	54
99	45	48	48	49	50	51	51	52	53
101	45	47	47	48	49	50	50	51	52
103	45	46	46	47	48	49	50	51	51
105	44	45	45	46	47	48	49	50	50
107	43	44	44	45	45	47	48	49	49
109	42	43	43	44	45	46	47	47	47
111	41	42	42	43	44	45	45	46	45
113	40	41	41	42	43	44	44	45	45
115	39	40	40	41	42	43	43	44	44
117	38	39	39	40	41	42	42	43	43
119	38	39	39	40	40	41	41	42	43
121	37	38	38	39	39	40	40	41	42
123	37	37	37	38	39	40	40	41	42
125	36	36	37	38	38	39	39	40	41
127	35	35	36	37	38	38	38	39	40
129	34	34	35	36	37	38	38	39	39
131	34	34	35	35	36	37	37	38	39
133	33	33	34	35	36	36	36	37	38
135	33	33	33	34	35	36	36	36	37

	Cintura – muñeca (cm):								
Peso (kg)	119	120	121	122	123	124	125	126	127
55									
57									
59									
61									
63									
65									
67									
69									
71									
73									
75									
77									
79									
81									
83									
85									
87									
89									
91									
93									
95	55								
97	54	55							
99	53	54	55	55					
101	52	53	54	54	55				
103	52	53	53	53	54	55	55		
105	51	52	52	52	53	54	55	55	56
107	50	51	51	51	52	53	54	54	55
109	48	49	50	50	51	52	53	53	54
111	47	48	49	49	50	51	52	52	53
113	46	47	48	48	49	50	51	51	52
115	45	4b	47	47	48	49	50	50	51
117	44	45	46	46	47	48	49	50	50
119	44	44	45	45	46	47	48	49	49
121	44	44	45	45	46	47	48	48	49
123	43	43	44	44	45	46	47	48	48
125	42	42	43	43	44	45	46	47	47
127	41	42	42	43	43	44	45	46	46
129	40	41	42	42	43	43	44	45	45
131	39	40	41	41	42	43	43	44	44
133	39	39	40	40	41	42	43	43	43
135	38	39	39	39	40	41	42	43	43

Apéndice D

Plantilla para elaborar un menú de un día en la Zona

Desayuno	Proteína	Hidratos de carbono	Grasa añadida
Plato de proteína			
Plato de hidratos de carbono			
Total			

Almuerzo	Proteína	Hidratos de carbono	Grasa añadida
Ensalada			
Plato de proteína			
Plato de hidratos de carbono			
Postre			
Alcohol			

Cena	Proteína	Hidratos de carbono	Grasa añadida
Ensalada			
Plato de proteína			
Plato de hidratos de carbono			
Postre			
Alcohol			

Apéndice E

El índice glucémico
y la carga glucémica

Uno de los mayores adelantos de la nutrición fue el desarrollo del concepto de **índice glucémico**. Se creó pensando que existían sólo carbohidratos simples y complejos. Los simples entrarían en el torrente sanguíneo rápidamente, mientras que los carbohidratos complejos se fragmentarían lentamente, proporcionando una liberación sostenida de glucosa a lo largo del tiempo. A partir de este concepto, aparentemente razonable, se desarrolló la pirámide alimentaria USDA (de Estados Unidos) o clásica. Por desgracia, los descubrimientos empezaron a mostrar su cara más desagradable cuando los investigadores empezaron a preguntarse si este planteamiento tan simple estaba justificado. De hecho, no lo estaba. Algunos carbohidratos simples, como la fructosa, entran en el torrente sanguíneo, transformándose en glucosa, muy despacio. A la inversa, algunos carbohidratos complejos, como las patatas, ricos en glucosa, entran en el torrente sanguíneo tan rápidamente como un terrón de azúcar. La explicación de esta aparente paradoja permite el desarrollo del concepto del índice glucémico.

El índice glucémico es la medida de la velocidad de entrada de carbohidratos en el torrente sanguíneo. Cuanto mayor sea la velocidad de entrada, mayor será la producción de insulina. Hay tres factores que afectan al índice glucémico de un determinado carbohidrato. El primero es la cantidad de fibra (y especialmente de fibra soluble) que contiene un carbohidrato; el segundo es la cantidad de grasa que se encuentra en los carbohidratos (a mayor grasa consumida con el carbohidrato, menor es la velocidad de entrada en el torrente sanguíneo); la tercera es la composición de los carbohidratos complejos en sí mismos. Cuanto mayor cantidad de glucosa contengan, mayor será el índice glucémico;

mientras que cuanto mayor sea la fructosa que contiene un carbohidrato, menor será el índice glucémico. Esto es debido a que la fructosa no puede entrar directamente en el torrente sanguíneo sin convertirse primero en glucosa, un proceso relativamente lento que tiene lugar en el hígado.

Con el tiempo, el índice glucémico llegará a ser la guía que determine qué carbohidratos comer. De cualquier forma, el índice glucémico tuvo problemas experimentales significativos con carbohidratos de baja densidad, como las verduras. La dificultad surgió porque el índice glucémico requiere una ingesta suficiente de carbohidratos (generalmente 50 gramos). Pero es muy difícil consumir esta cantidad de carbohidratos a partir sólo de verduras. Por ejemplo, se deberían comer 16 tazas de brécoles cocidos. Por ello, casi todos los índices glucémicos se han medido con cereales, almidones y algunas frutas, y casi no se conoce el índice glucémico de verduras de baja densidad, que son la columna vertebral de la dieta Zona.

Estas dificultades han permitido llegar a un mayor conocimiento y acuñar el concepto de **carga glucémica**, que es mucho más importante que el índice glucémico, y permite determinar la cantidad de insulina producida por una comida. La carga glucémica es la cantidad actual de insulina producida por los carbohidratos consumidos multiplicada por su índice glucémico. Esto pone de manifiesto que, realmente, un pequeño volumen de carbohidratos de alta glucemia tienen el mismo impacto en el nivel de insulina que un gran volumen de carbohidratos de baja glucemia. Más aún, comiendo muchos carbohidratos de baja glucemia se puede producir un mayor efecto en el aumento de la producción de la insulina. Por ejemplo, las judías pintas tienen un índice glucémico bajo por su alto contenido en fibra. De todas formas, son también muy densas en el contenido de carbohidratos. Como consecuencia, comer muchas judías pintas en una comida produce un gran efecto estimulador de la insulina.

En resumen, una dieta saludable se obtiene a través de un control de la insulina, que se alcanza consumiendo carbohidratos de baja densidad y que tengan también un bajo índice glucémico. Esto significa comer muchas verduras. Para ilustrar este concepto, la Tabla 1 examina tres tipos distintos de fuentes de carbohidratos en cantidades que se consumen de forma habitual. A menor carga glucémica, menor estimulación de insulina por parte del carbohidrato.

Tabla 1.
Comparación de diferentes cargas glucémicas

FUENTE	VOLUMEN (GRAMOS)	ÍNDICE GLUCÉMICO	CARGA GLUCÉMICA
Pasta	1 taza	59	2.242
Manzana	1 pieza	54	864
Brécoles	1 taza	50*	150

* Estimación

Aunque el índice glucémico de estos carbohidratos es similar, 1 taza de pasta genera una respuesta insulínica (o carga glucémica) 20 veces mayor que una taza de brécoles. Una manzana genera una respuesta insulínica 6 veces mayor que una taza de brécoles. Está claro que el concepto de carga glucémica es mucho más exacto que el de índice glucémico para determinar la respuesta insulínica. La Tabla 2 muestra varias cargas glucémicas de una gran variedad de carbohidratos. Para verduras cuyo índice glucémico no se ha comprobado aún, se ha puesto un índice de 50 (aunque, en realidad, podría ser considerado bajo), como se hizo en la Tabla 1.

Tabla 2. Cargas glucémicas de varios carbohidratos

FUENTE	VOLUMEN	GRAMOS	ÍNDICE GLUCÉMICO	CARGA GLUCÉMICA
Frutas				
Albaricoques	1 pieza	4	81	324
Cerezas	10 unidades	10	31	310
Ciruelas	1 pieza	7	56	392
Kiwi	1 pieza	8	74	592
Mango (mediano)	1 pieza	33	80	2.640
Manzanas	1 pieza	18	54	864
Melocotón	1 pieza	7	40	280
Melón pequeño	1 taza	15	65	975
Naranja (mediana)	1 pieza	10	63	630

Fuente	Volumen	Gramos	Índice glucémico	Carga glucémica
Papaya (mediana)	1 pieza	28	83	2.324
Pasas	1 taza	112	91	10.192
Peras	1 pieza	21	54	1.134
Plátano (mediano)	1 pieza	32	79	2.528
Pomelo	1 pieza	10	36	360
Sandía	1 taza	11	103	1.133
Uvas	1 taza	15	66	990
Zumo de manzana	240 ml	29	57	1.653
Zumo de naranja	240 ml	26	66	1.716
Zumo de pomelo	240 ml	22	69	1.518
Legumbres				
Alubias (en lata)	1 taza	38	74	2.812
Frijoles (cocidos)	1 taza	40	39	1.560
Garbanzos (cocidos)	1 taza	46	47	2.162
Judías negras (cocidas)	1 taza	41	43	1.763
Judías pintas (en lata)	1 taza	36	64	2.304
Lentejas (cocidas)	1 taza	32	43	1.376
Soja (cocida)	1 taza	20	26	520
Sopa de judías pintas	1 taza	38	91	3.458
Pan y pastas				
Baguette (pequeña)	1 pieza	38	103	3.914
Cruasán (mediano)	1 pieza	27	96	2.592
Espaguetis	1 taza	52	59	3.086
Kaiser roll	1 pieza	34	104	3.536
Macarrones	1 taza	52	64	3.328
Pan blanco	1 rebanada	12	100	1.200
Pan de centeno	1 rebanada	18	109	1.962
Pan de pita	1 pieza	35	81	2.835
Pan de trigo	1 rebanada	13	99	1.287
Pan hamburguesa	1 pieza	22	86	1.892
Pasta fina	1 taza	58	79	4.424

FUENTE	VOLUMEN	GRAMOS	ÍNDICE GLUCÉMICO	CARGA GLUCÉMICA
Almidón, granos y cereales				
Arroz	1 taza	42	103	4.326
Arroz chex	1 taza	22	127	2.794
Arroz inflado	1 taza	21	117	2.457
Arroz integral	1 taza	37	79	2.923
Avena	1 taza	24	70	1.680
Cebada (cocida)	1 taza	44	36	1.584
Cherrios	1 taza	23	106	2.438
Copos de maíz	1 taza	24	120	2.880
Cuscús (cocido)	1 taza	42	93	3.906
Maíz dulce (cocido)	1 taza	30	77	2.370
Maíz chex	1 taza	26	119	3.094
Pastel de arroz	3 porciones	23	117	2.691
Patatas blancas (cocidas)	1 pieza	24	90	2.160
Patatas blancas (puré)	1 taza	40	100	4.000
Patatas rojas (cocidas)	1 pieza	15	126	1.890
Lácteos				
Leche de soja	1 taza	14	44	616
Leche desnatada	1 taza	11	43	473
Tofu congelado	1 taza	42	164	6.888
Yogur	1 taza	17	20	340
Verduras (cocidas)				
Berenjenas	1 taza	5	50*	250
Bok choy	1 taza	2	50*	100
Brécoles	1 taza	2	50*	100
Calabacines	1 taza	4	50*	200
Calabaza	1 taza	2	50*	50
Cebollas	1 taza	14	50*	700
Champiñones	1 taza	3	50*	150
Col rizada	1 taza	3	50*	150

Fuente	Volumen	Gramos	Índice glucémico	Carga glucémica
Corazones de alcachofa	1 taza	7	50*	350
Espinacas	1 taza	2	50*	150
Judías verdes	1 taza	5	50*	250

* Estimación

Otros

Fuente	Volumen	Gramos	Índice glucémico	Carga glucémica
Azúcar	1 cucharadita de té	4	93	372
Barrita energética	1 unidad	45	83	3.735
Barrita Snickers	1 unidad	36	59	2.124
Coca-Cola	330 ml	39	90	3.510
Fructosa	1 bolsita	3	33	100
Gatorade	240 g	14	111	1.554
Miel	1 cucharada	16	83	1.328

Una buena regla es que no debes consumir una carga glucémica de más de 3.000 unidades en ninguna comida. Como se desprende de los datos, si estás comiendo carbohidratos de baja densidad, es muy difícil tomar una comida con una gran carga glucémica. Al contrario, comiendo cantidades usuales de cereales y otros almidones, harás una comida de una alta carga y producirás una gran respuesta insulínica.

Ya puedes entender también por qué muchos de los hidratos de carbono encontrados en las dietas vegetarianas incrementan mucho los niveles de insulina. Por ejemplo, el arroz produce una gran respuesta insulínica comparado con el mismo volumen de avena o cebada, porque el arroz tiene una gran carga glucémica. De cualquier forma, muchos cereales del desayuno tendrán el mismo impacto en insulina que las barritas Snickers, ya que su carga glucémica es aproximadamente la misma. Mientras tanto, las verduras cocidas representan una muy baja carga glucémica, por lo que son componentes indispensables de la dieta EnerZona.

Recuerda que a mayor procesamiento de la comida, mayor carga glucémica. Por esto, las judías cocidas tienen mucha menos carga glucémica que las judías enlatadas. Y cuando preparas cualquier tipo de judías, por ejemplo las negras, en una sopa, la carga glucémica aumenta muchísimo y muy rápido porque la cocción prolongada rompe las paredes celulares y hace que las judías sean más fáciles de digerir por el cuerpo, ya que las transforma en azúcares simples de fácil absorción.

El uso del concepto de la carga glucémica explica claramente por qué consumir la mayoría de los carbohidratos de los vegetales es la clave para mantener los niveles de insulina constantes, y por tanto permanecer en la Zona.

Apéndice F

Bibliografía

American Heart Association, «Heart and Stroke Facts: 1996 Statistical Supplement».
— «Heart Disease and Strokes Deaths Rising», Boletín de prensa, 24 de enero de 1996.
Anderson, G. H., «Metabolic Regulation of Food Intake», *Modern Nutrition in Health and Disease*, M. E. Shils y V. R. Young, eds., Lea and Febiger, Filadelfia, pp. 557-569, 1988.
Austin, M. A., I. L. Breslow, C. H. Hennekens, I. E. Buring, W. C. Willett y R. M. Krauss, «Low-density lipoprotein subclass patterns and risk of myocardial infarction», *Journal of the American Medical Assoc.*, 260 (1988), pp. 1917-1920.
Bao, W., S. R. Srinivasan y G. S. Berenson, «Persistent Elevation of Plasma Insulin Levels Is Associated with Increased Cardiovascular Risk in Children and Young Adults, *Circulation*, 93, pp. 54-59, 1996.
Barham, J. B., M. B. Edens, A. N. Fonteh, M. M. Johnson, L. Easter y F. H. Chilton, «Addition of eicosapentaenoic acid to gamma-linolenic acid-supplemented diets prevents serum arachidonic acid accumulation in humans», *J. Nutr.*, 130 (2000), pp. 1925-1931.
Bidoli, E., S. Franceschi, R. Talamini, S. Barra y C. La Vecchia, «Food Consumption and Cancer of the Colon and Rectum in North-Eastern Italy», *International Journal of Cancer*, 50, pp. 223- 229, 1992.
Blum, M., M. Auerbuch, V. Wolman y A. Aviram, «Protein Intake and Kidney Function in Humans: Its Effect on Normal Aging», *Archives Internal Medicine*, 149, pp. 211-212, 1989.
Blundell, J. E., y V. J. Burley, «Evaluation of the Satiating Power of Dietary Fat in Man», *Progress in Obesity Research*, Y. Onumura, ed., John Libbey, Nueva York, pp. 457-457, 1990.
Brothwell, D., y A. T. Sandison, eds., *Diseases in Antiquity: A Survey of the Disease*, C.C. Thomas, Springfield (Illinois), 1967.

Brunning P. F., J. M. G. Bonfrer, P. A. H. van Noord, A. A. M. Hart, M. de Jong-Bakker y W. J. Nooijen, «Insulin Resistance and Breast Cancer Risk», *International Journal of Cancer,* 52, pp. 511-516, 1992.

Chapkin, R. S., S. D. Sommer y K. L. Erickson, «Dietary manipulation of macrophage phospholipid classes : selective increase of dihomo-gamma-linolenic acid», *Lipids,* 23 (1988), pp. 776-780.

Chen, Y.I., A. M. Coulston, M. Zhou, C. B. Hollenbeck y G. M. Reaven, «Why Do Low-Fat High-Carbohydrate Diets Accentuate Postprandial Lipemia in Patients with NIDDM?», *Diabetes Care,* 18, pp. 10-16, 1995.

Cockburn, A., y E. Cockburn, eds., *Mummies, Disease, and Ancient Cultures,* Cambridge University Press, Cambridge, (Inglaterra), 1980.

Corti, M-C., J. M. Guraink, M. E. Saliva, T. Harris, T. S. Field, R. B. Wallace, L. F. Berkman, T. E. Seeman, R. J. Glynn, C. H. Hennekens y R. J. Havlik, «HDL Cholesterol Predicts Coronary Heart Disease Mortality in Older Persons», *Journal of the American Medical Association,* 274, pp. 539-544, 1995.

Crawford, M., y D. Marsh, *The Driving Force: Food, Evolution and the Future,* Harper and Row, Nueva York, 1989.

Desprès, J. P., B. Lamarche, P. Mauriège, B. Cantin, G. R. Dagenais, S. Moorjani y P. J. Lupen, «Hyperinsulinemia as an Independent Risk Factor for Ischemic Heart Disease», *New England Journal of Medicine,* 334, pp. 952-957, 1996.

Drexel, H., F. W. Amann, J. Beran, K. Rentsch, R. Candinas, J. Muntwyler, A. Leuthy, T. Gasser y F. Follath: «Plasma Triglycerides and Three Lipoprotein Cholesterol Fractions Are Independent Predictors of the Extent of Coronary Atherosclerosis», *Circulation,* 90 , pp. 2230-2235, 1994.

Eades, M., y M. D. Eades, *Protein Power,* Bantam, Nueva York, 1996.

Eaton, S. B., «Humans, Lipids, and Evolution», *Lipids,* 27, pp. 814-820, 1992.

Eaton, S. B., y M.J. Konner, «Paleolithic Nutrition», *New England Journal of Medicine,* 312, pp. 283-289, 1985.

Eaton, S. B., M.J. Konner y M. Shostalle, «Stone Agers in the Fast Lane: Chronic Degenerative Diseases in Evolutionary Implications», *American Journal of Medicine,* 84, pp. 739-749, 1988.

Eaton, S. B., M. Shostalle y M. Konner, *The Paleolithic Prescription,* Harper and Row, Nueva York, 1988.

El Boustani, S., J. E. Gausse, B. Descomps, L. Monnier, F. Mendy y A. Crastes de Paulet, «Direct in-vivo characterization of delta-5 desaturase activity in humans by deuterium labeling: effect of insulin», *Metab.*, 38 (1989), pp. 315-321.

Flatt, J.-P., «Use and Storage of Carbohydrate and Fat», *American Journal of Clinical Nutrition*, 61, pp. 952S-959S, 1995.

Fontbonne, A. G., Tchobroutsky, E. Eshwege, J. L. Richard, J. R. Claude y G. E. Rosselin, «Coronary Heart Disease Mortality Risk; Plasma Insulin Level Is a More Sensitive Marker Than Hypertension or Abnormal Glucose Tolerance in Overweight Males», *International Journal of Obesity*, 12, pp. 557-565, 1988.

Franceschi, S., A. Favero, A. Decarli, E. Negri, C. La Vecchia, M. Ferranroni, A. Russo, S. Salvini, D. Amadori, E. Conti, M. Montella, y A. Giacosa, «Intake of Macronutrients and Risk of Breast Cancer», *Lancet*, 347, pp. 1351-1356, 1996.

Garg, A., J. P. Bantle, R. R. Henry, A. M. Coulston y G. M. Reaven, «Effects of Varying Carbohydrate Content of Diet in Patients with Non-Insulin Dependent Diabetes Mellitus», *Journal of The American Medical Association*, 271, pp. 1421-1428, 1994.

Gaziano, M., y C. Hennekens, «Triglycerides, HDL, and Risk of Myocardial Infraction in a Case-Control Study», extracto presentado en la reunión anual de la Asociación Cardiológica Estadounidense, Anaheim (California), noviembre 1995.

Golay, A., A. F. Allaz, Y. Morel, N. de Tonnac, S. Tankova y G. Reaven, «Similar Weight Loss with Low- or High-Carbohydrate Diets», *American Journal of Clinical Nutrition*, 63, pp. 174-178, 1996.

Gould, K. L., «Very Low-Fat Diets for Coronary Heart Disease: Perhaps, but Which One?», *Journal of the American Medical Association*, 275, pp. 1402-1403, 1996.

Gould, K. L., D. Ornish, L. Scherwitz, S. Brown, R. P. Edens, M. J. Hess, N. Mullani, L. Bolomey, F. Dobbs, W.T. Armstrong, T. Meritt, T. Ports, S. Sparier y J. Billings, «Changes in Myorcardial Perfusion Abnormalities by Positron Emission Tomography After Long-Term, Intense Risk Factor Modification», *Journal of The American Medical Asssociation*, 274, pp. 894-901, 1995.

Hollenbeck, C., y G. M. Reaven, «Variations in Insulin-Stimulated Glucose Uptake in Healthy Individuals with Normal Glucose Tolerance», *Journal of Clinical Endocrinology and Metabolism*, 64, pp. 1169-1173, 1987.

Holt, S., J. Brand, C. Soveny y J. Hansky, «Relationship of Satiety to Post-prandial Glycemic, Insulin and Cholecystokinin Responses», *Appetite,* 18, pp. 129-141, 1992.

Hunt, J. R., S. K. Gallagher, L.K. Johnson y G. I. Lykken, «High versus Low-Meat Diets: Effects on Zinc Absorption, Iron Status, and Calcium, Copper, Iron, Magnesium, Manganese, Nitrogen, Phosphorous, and Zinc Balance in Postmenopausal Women», *American Journal of Clinical Nutrition,* 62, pp. 621-632, 1995.

Jeppesen, J., H. O. Hein, P. Suadicani y F. Gyntelberg, «Low-triglycerides high-density lipoprotein cholesterol and risk of ischemic heart disease», *Arch. Intern. Med.,* (2001), pp. 361-366.

Jiang, W., M. Babyak, D. S. Krantz, R. A. Waugh, E. Coleman, M. M. Hanson, D. J. Frid, S. McNulty, J. J. Morris, C. M. O'Connor y J. A. Blumenthal, «Mental Stress-Induced Myocardial Ischemia and Cardiac Events», *Journal of The American Medical Association,* 275, pp. 1651-1656, 1996.

Job, F. P., J. Wolfertz, R. Meyer, A. Hubinger, F. A. Gries y H. Kuhn, «Hyperinsulinism in Patiens with Coronary Artery Disease», *Coronary Artery Disease,* 5, pp. 487-492, 1994.

Kagawa, Y., M. Nishizawa, M. Suzuki, T. Miyatake, T. Hamamoto, K. Goto, E. Montaonga, H. Izumikawa y A. Eibhara, «Eicosapolyenoic acids of serum lipids of Japanese islanders with incidence of cardiovascular diseases», *J. Nutr. Sci. Vitam.,* 28 (1982), pp. 441-453.

Karhapaa, P., M. Malkki, y M. Laakso, «Isolated Low HDL Cholesterol: An Insulin-Resistant State», *Diabetes,* 43, pp. 411-417, 1994.

Kekwick, A., y G. L. S. Pawan, «Calorie Intake in Relation to Body-Weight Changes in the Obese», *Lancet,* 2, pp. 155-161, 1956.

— «Metabolic Study in Human Obesity with Isocaloric Diets High in Fat, Protein or Carbohydrate», *Metabolism,* 6, pp. 447-460, 1957.

Klarhr, S., A. S. Levey, G. J. Beck, A. W. Caggiula, L. Hunsicker, J. W. Kusek y G. Striker, «The Effects of Dietary Protein Restriction and Blood-Pressure Control on the Progression of Chronic Renal Disease», *New England Journal of Medicine,* 330, pp. 877-884, 1994.

La Vecchia, C., E. Negri, A. Decarli, B. D'Avanzo y S. Franceschi, «A Case-Control Study of Diet and Gastric Cancer in Northern Italy», *International Journal of Cancer,* 40, pp. 484-489, 1992.

Lamarche, H., I. Lemieux y J.-P. Desprès, «The small dense phenotype and the risk of coronary heart disease epidemiology, pathophysiology, and therapeutic aspects», *Diabetes Metab.,* 25 (1999), pp. 199-211.

Larnache, B., A. Tchemof, P. Mauriège, B. Cantin, G. R. Dagenais, P.-J. Lupien y J.-P. Després, «Fasting insulin and apolipo-protein levels as a predictor of risk factors for ischemic heart disease», *J. Amer. Med. Assoc.*, 279 (1998), pp. 1955-1961.

Laws, A., A. C. King, W. L. Haskell y G. M. Reaven, «Relation of Fasting Plasma Insulin Concentration to High-Density Lipoprotein Cholesterol and Triglyceride Concentrations in Men», *Arteriosclerosis and Thrombosis*, 11, pp. 1636-1642, 1991.

Laws, A., y G. M. Reaven, «Evidence for an independent relationship between insulin resistence and fasting HDL-cholesterol, triglyceride and insulin concentrations», *J. Int. Med.*, 231 (1992), pp. 25-30.

Leek, F. F., «Dental Health and Disease in Ancient Egypt with Special Reference to the Manchester Mummies», en *Science in Egyptology*, R. A. Davis, ed., pp. 35-42, Manchester University Press, Manchester (Inglaterra).

Ludwig, D. S., J. A. Majzoub, A. Al-Zahrani, G. E. Dallal, I. Bianco y S. B. Roberts, «High glycemic index foods, overeating, and obesity», *Pediatrics*, 103 (1999), p. E26.

Mallick, N. P., «Dietary Protein and Progression of Chronic Renal Disease: Large Randomized Controlled Trial Suggests No Benefit from Restriction», *British Medical Journal*, 309, pp. 1101-1102, 1994.

Manton, K. G. y J. W. Vaupel, «Survival After Age of 80 in the United States, Sweden, France, England, and Japan», *New England Journal of Medicine*, 333, pp. 1232-1235, 1995.

Mathers, C. D., R. Sadana, J. A. Salomon, C. J. L. Murray y A. D. López, «Healthy life expectancy in 191 countries, 1999», *Lancet*, 357 (2001), pp. 1685-1691.

Miller, M., A Seidler, P. O. Kwiterovich, y T. A. Pearson, «Long-Term Predictors of Subsequent Cardiovascular Events with Coronary Artery Disease and 'Desirable' Levels of Plasma Total Cholesterol», *Circulation*, 86, pp. 1165-1170, 1992.

Ministerio de Agricultura de Estados Unidos, *Research News*, 16 de enero de 1996.

Modan, M., H. Halkin, J. Or, A. Karasik, Y. Drory, Z. Fuchs, A. Lusky y A. Chetrit, «Hyperinsulinemia, Gender and Risk of Atherosclerotic Cardiovascular Disease», *Circulation*, 84, pp. 1165-1175, 1991.

Nakamura, T., K. Takebe, Y. Tando, Y. Arai, N. Yamada, M. Ishii, H. Kituchi, K. Machida, K. Imamura y A. Terada, «Serum fatty acid composition in normal Japanese and its relationship with dietary fish and vegetable oil contents and blood lipid levels», *Ann. Nutr. Metab.*, 39 (1995), pp. 261-270.

Norman, A. W., y G. Litwack, *Hormones*, Academic Press, Nueva York, 1987.

Oates, J. A., «The 1982 Nobel prize in physiology or medicine», *Science*, 218 (1982), pp. 765-768.

Oates, J. A., G. A. FitzGerald, R. A. Branch, E. K. Jackson, H. R. Knapp, y L. J. Roberts, «Clinical Implications of Prostaglandin and Thromboxane A_2 Formation, Part 1», *New England Journal of Medicine*, 319, pp. 689-698, 1988.

— «Clinical Implications of Prostaglandin and Thromboxane A_2 Formation, Part 2», *New England Journal of Medicine* 319, 761-767, 1988.

Paffenbarger, R. S. y W. E. Hale, «Physical Activity as an Index of Heart Attack Risk in College Alumni», *American Journal of Epidemiology*, 108, pp. 161-175, 1978.

Paffenbarger, R. S., R. T. Hyde, A. L. Wing y C. Hsieh, «Physical Activity, All-Cause Mortality, and Longevity of College Alumni», *New England Journal of Medicine*, 314, pp. 613-615, 1986.

Parillo, M., A. A. Rivellese, A. V. Ciardul, B. Capaldo, A. Giacco, S. Genovese y G. Riccardi, «A High Monounsaturated-Fat/Low-Carbohydrate Diet Improves Peripheral Insulin Sensitivity in Non-Insulin Dependent Diabetic Patients», *Metabolism*, 41, pp. 1373-1378, 1992.

Patch, J. R., G, Miesenbock, T. Hopferweiser, V. Muhlberger, E. Knapp, J. K. Dunn, A. M. Gotto y W. Patsch, «Relation of Trygliceride Metabolism and Coronary Artery Disease», *Arteriosclerosis and Thrombosis*, 12, pp. 1336-1345, 1992.

Phinney, S. D., P. G. Davis, S. B. Johnson y R. T. Holman, «Obesity and Weight Loss Alter Polyunsaturated Metabolism in Humans», *American Journal of Clinical Nutrition*, 52, pp. 831-838, 1991.

Phinney, S. D., R. S. Odin, S. B. Johnson y R.T. Holman, «Reduced Aracidonate in Serum Phospholipids and Cholesteryl Esters Associated with Vegetarian Diets in Humans», *American Journal of Clinical Nutrition*, 51, pp. 385-392, 1991.

Puech, P. F., y F.F. Leek, «Dental Microwear As an Indication of Plant Food in Early Man», *Science in Egyptology*, R. A. Davis, ed., Manchester University Press, Manchester (Inglaterra), pp. 239-242, 1986.

Pyorala, K., E. Savolainen, S. Kaukula y J. Haapakoski, «Plasma Insulin As Coronary Heart Disease Risk Factor», *Acta Med Scandinavia*, 701, pp. 38-52, 1985.

Reaven, G. M., «Role of Insulin Resitance in Human Disease», *Diabetes*, 37, pp. 1595-1607, 1988.

— «The Role of Insulin Resistance and Hyperinsulinemia in Coronary Heart Disease», *Metabolism*, 41, pp. 16-19, 1992.

Reaven, G. M., Y. D. Chen, J. Jeppesen, P. Maheux y R. M. Krauss, «Insulin resistance and hyperinsulinemia in individuals with small, dense low-density lipoproteins», *Int. Clin. Invest.*, 92 (1993), pp. 141-146.

Remer, T. y F. Manz, «Dietary Protein As a Modulator of the Renal Net Acid Excretion Capacity: Evidence That an Increased Protein Intake Improves the Capability of The Kidney to Excrete Ammonium», *Nutritional Biochemistry*, 6, pp. 431-437, 1995.

Renauld, S., y M. De Lorgeril, «Wine, Alchohol, Platelets and the French Paradox for Coronary Heart Disease», *Lancet*, 339, pp. 1523-1528, 1992.

Schapira, D. V., N. B. Kumar, G. H. Lyman y C. E. Cox, «Abdominal Obesity and Breast Cancer Risk», *Ann. Int. Medicine*, 112, pp. 182-186, 1990.

Schwartz, M. W., D. P. Figlewicz, D. G. Baskin, S. C. Woods y D. Porte, «Insulin in the Brain: A Hormonal Regulator of Energy Balance», *Endocrine Review*, 13, pp. 387-414, 1992.

Sears, B., *The Zone*, ReganBooks/HarperCollins, Nueva York, 1995. [Hay trad. al castellano: *Dieta para estar en la Zona*, Edic. Urano, Barcelona, 1995, y al italiano: *Come raggiungere la Zona*, Sperling & Kupfer editori, Milán, 2000.]

Sears, S., *The Anti-Aging Zone*, ReganBooks/HarperCollins, Nueva York, 1999. [Hay trad. al castellano: *Rejuvenecer en la Zona*, Edic. Urano, Barcelona, 2001, y al italiano: *La Zona anti-età*, Sperling & Kupfer editori, Milán, 2001.]

Sears, B., *The Omega RX Zone*, ReganBooks/HarperCollins, Nueva York, 2002. [Trad. al italiano de próxima aparición, Sperling & Kupfer editori, Milán.]

Serra-Majem, L., L. Ribas, R. Treserras y L. Salleras, «How Could Changes in Diet Explain Changes in Coronary Heart Disease Mortality in Spain? The Spanish Paradox», *American Journal of Clinical Nutrition*, 61, pp. 1351S-1359S, 1995.

Silver, M. J., W. Hoch, J. J. Kocsis, C. M. Ingerman y J. B. Smith, «Arachidonic Acid Causes Sudden Death in Rabbits», *Science*, 183, pp. 1085-1087, 1974.

Smith, N. J. D. «Dental Pathology in an Ancient Egyptian Population», *Science and Egyptology*, R. A. Davis, ed., Manchester University Press, pp. 43-38, 1986.

Spencer, H., L. Kramer, M. DeBartolo, C. Morris y D. Osis, «Further Studies of the Effect of a High Protein Diet As Meat on Calcium Metabolism», *American Journal of Clinical Nutrition*, 37, pp. 924-929, 1982.

Spencer, H., L. Kramer y D. Osis, «Do Protein and Phosphorus Cause Calcium Loss?», *Journal of Nutrition,* 118, pp. 657-660, 1988.

Tchemof, A., B. Lamarche, D. Prud'homme, A. Nadeau, S. Moorjani, F. Labrie, P.-J. Lupien y J.-P. Desprès, «The dense LDL phenotype: associations with plasma lipoprotein levels, visceral obesity, and hyperinsulinemia», *Diabetes Care,* 19 (1996), pp. 629-637.

Wellborn, T. A. y K. Wearne, «Coronary Heart Disease Incidence and Cardiovascular Mortality in Busselton with Reference to Glucose and Insulin Concentrations», *Diabetes Care,* 2, pp. 154-160, 1979.

Willett, W. C., J. E. Manson, M. J. Stampfer, G. A. Colditz, B. Rosner, F. E. Speizer y C. H. Hennekens, «Weight, Weight Change, and Coronary Heart Disease in Women», *Journal of The American Medical Association,* 273, pp. 461-465, 1995.

Willis, A. L., *Handbook of Eicosanoids, Prostaglandins, and Related Lipids,* CRC Press, Boca Ratón (Florida), 1987.

Wolever, T. M. S., D. J. A. Jenkins, A. L. Jenkins y R. G. Josse, «The Glycemic Index: Methodology and Clinical Implications», *American Journal of Clinical Nutrition,* 54, pp. 846-854, 1991.

Wu, D., S. N. Meydani, M. Meydani, M. G. Hayek, P. Huth y R. J. Nicolosi, «Inmunologic Effects of Marine- and Plant-Derived N-3 Polyunsaturated Fatty Acids in Nonhuman Primates», *American Journal of Clinical Nutrition,* 63, pp. 273-280, 1996.

Yamada, N., J. P. Strong, M. Ishii, T. Ueno, M. Koyama, H. Wagayama, A. Shimuzu, T. Sakai, G. T. Malcolm y M. A. Guzmán, «Atherosclerosis and omega-3 fatty acids in the populations of fishing village and a farming village in Japan», *Athero,* 153 (2000), pp. 469-481.

Young, V. R., y P. L. Pellett, «Plant Proteins in Relation to Human Protein and Amino Acid Nutrition», *American Journal of Clinical Nutrition,* 59, pp. 1203-1212S, 1994.

PRODUCTOS ENERZONA

www.enerzona.net

NÚMERO VERDE
900.807.411

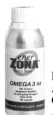

ENERZONA OMEGA 3 RX
Aceite de pescado en Cápsulas.
Complemento de ácidos grasos Omega 3 (EPA+DHA)
Altamente purificado y concentrado.

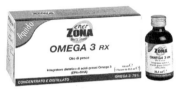

ENERZONA OMEGA 3 RX
Aceite de Pescado Líquido
Complemento de ácidos grasos
Omega 3 (EPA+DHA).
Altamente purificado y concentrado.

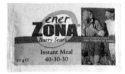

ENERZONA INSTANT MEAL
Complemento de la dieta glúcido-proteico en polvo.
Disuelto en 250 mL de leche semidesnatada
aporta 3 bloques.
Disuelto en agua aporta 2 bloques.

ENERZONA SNACK 40-30-30
Barrita con GLA, Magnesio,
Vitamina E natural.
Aporta 1 bloque.

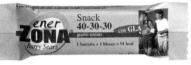

ENERZONA NUTRITION BAR
Barrita con Vitaminas y Minerales.
Aporta 2 bloques.

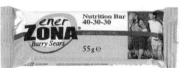

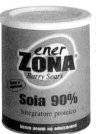

>> **ENERZONA SOJA 90%**
Complemento proteico en
polvo de Soja.

ENERZONA WHEY 90% <<
Complemento proteico en polvo
de Suero de Leche.

CONSULTE A SU FARMACÉUTICO